こんなに苦しまないと、人って死ねないの？

みかどクリニック院長
三角大慈 著
Misumi Taiji

医学舎

はじめに

「限りある寿命」「人は必ず死ぬ」

このことは厳然とした事実です。古今東西、誰一人としてこの事実から逃れられた人はいません。ならば、どのような死を迎えるのか、迎えたいのか、誰でも考え、思い願うことです。

しかるに、最近の我が国の終末期医療・看取りの現場は、余りに悲惨であり、憤りすら覚えます。

ポカーンと口を大きく開け、アー、ウーとうなり声を上げ、肘や膝は拘縮して曲がり、腕に点滴のチューブが刺さり、その周辺には幾つもの皮下出血痕。

介護士・看護師などの手によって無理やり口の中にスプーンで流動食を食べさせら

れる無表情な高齢者。

介護用の大人おむつをし、車いすを押され、何一つ自分でしようとしない、できない高齢者。


死を敗北と捉え、一秒でも一分でも目の前の患者を生き長えさせることが医者の責務であると考え、延命治療に専念する医師。

死を考えずに、ただ生活に流されて安穏と生きている高齢者。

年金のために、親に胃瘻までつけて少しでも生き長らえさせようとする家族。

昨今の悲惨な死を見るにつけ、日本は、日本人は、死の文化さえ持ち合わせないほどの低文化国家に成り下がってしまったのか・・・、という強い疑念が怒りと共に私の胸の内に渦巻いてきます。

せめて、せめて、せめて、

死ぬときぐらいは自然に委ね安らかに死んでゆきたい。苦しい人生を耐え忍び生きたのだから！

頭でっかちに理論武装された理屈や技術によって暴力的に人生の最期を蹂躙されたくない。管に繋がれて、外部から無理やり栄養補給され苦しみながら死んでゆきたくはない。

自然に、枯れるように安らかに死んでゆきたい。

誰しもが思い願うことだ。当たり前のことです。それなのに、なぜ今日の日本ではこんな些細な願いが叶わないのでしょうか。途上国の国家予算を遥かに超える40兆円を超える医療費は何に、何のために使われているのでしょうか。

果たして、死は人生の敗北なのか？

病に負けたから人は死ぬのか？

死は受け入れがたく、悲惨で否定されるべきものなのか？
死は情緒的であり、
私は死の風景に文化の薫りを嗅ぎたい！

もくじ

第一章

なぜ、日本では安らかな死を迎えられない？

欧米には寝たきり老人がいない

欧米には寝たきり老人がいないのをご存知だろうか。

その理由は、高齢者が終末期を迎えると食べれなくなるのは当たり前で、経管栄養や点滴などの人工栄養で延命を図ることは非倫理的であると、国民みんなが認識しているからです。逆に、そんなことをするのは老人虐待と考える。

フランスでは、老人医療の基本は、本人が自力で食事を嚥下できなくなったら、医師の仕事はその時点で終わり、後は牧師の仕事です。

ドイツのある養護老人ホームでは、入居者はそのホームで死を迎えることがほとんど。病院に移されることは稀で多くの場合、徐々に食事がとれなくなって衰弱して来る。老衰と判断され、そのまま見守っているうちに静かに息を引き取る。

デンマークでは「自宅で死にたい」と意思表示しているお年寄りは、ほとんどの場合、願いが叶うらしい。最後の最後、食事も受け付けず水も飲めなくなったとすると、日本だったら病院に運ばれて、経管栄養や点滴が行われるだろう。こちらでは、水が飲めなくなったらおしまい。もう死ぬとわかったら、点滴もやらない。延命策はとらない。病院に運ばない。そして、担当のドクターの往診記録にドクター自身の手で「もう治療しません」といった言葉が記されるのだと。これらが欧米の感覚です。

しかるに、我が国ではこれでもかこれでもかというぐらいに延命治療がおこなわれています。寝たきりになり認知症が進行し、さらに口から充分に食べられなくなった場合、そのまま入院し続けられると急性期病院は大変困ることになります。そこでどうするか。「とりあえず、胃瘻」となります。

胃瘻さえしておけば、とりあえず栄養補給が確保され、在宅移行にせよ介護施設にせよ、老人アパートやサービス付き高齢者住宅にせよ、次の施設に移ることが可能になるだろうと「先手」を打つ場合が多いのです。実際、世の中には「胃瘻専門の老人マンション」まであります。

欧米と日本では、なぜかくも終末期医療の在り方が違うのでしょうか？

宗教の違いにその原因があるのでしょうか？

魂の尊厳について、我が国の医療界や宗教界はどのように考えているのでしょうか？

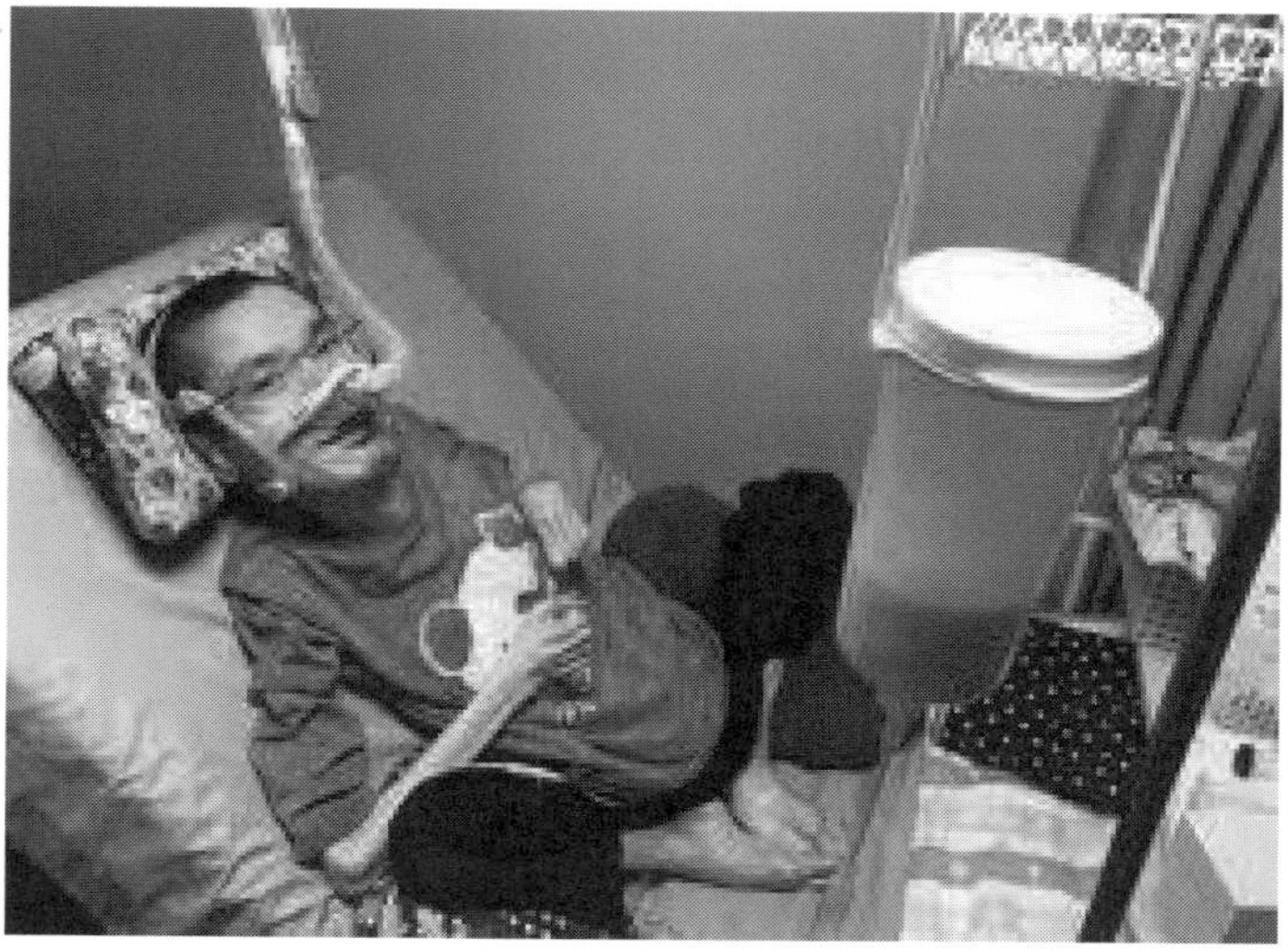

医療費40兆円の国で、なぜ介護殺人が起きる？

「いま、介護を苦に、家族を殺害する事件が相次いでいる。4月には、82歳の夫が認知症の79歳の妻を殺害した事件が起きた。こうした、いわゆる〝老老介護〟のケースに加え、介護を担っていた娘や息子が親を殺害する事件も後を絶たない。

こうした〝介護殺人〟は、NHKの調べでは、未遂も含め過去6年間で少なくとも138件発生していた。介護を担う人が550万人を超える大介護時代。悲劇を防ぐ手がかりを探る」（私は家族を殺した

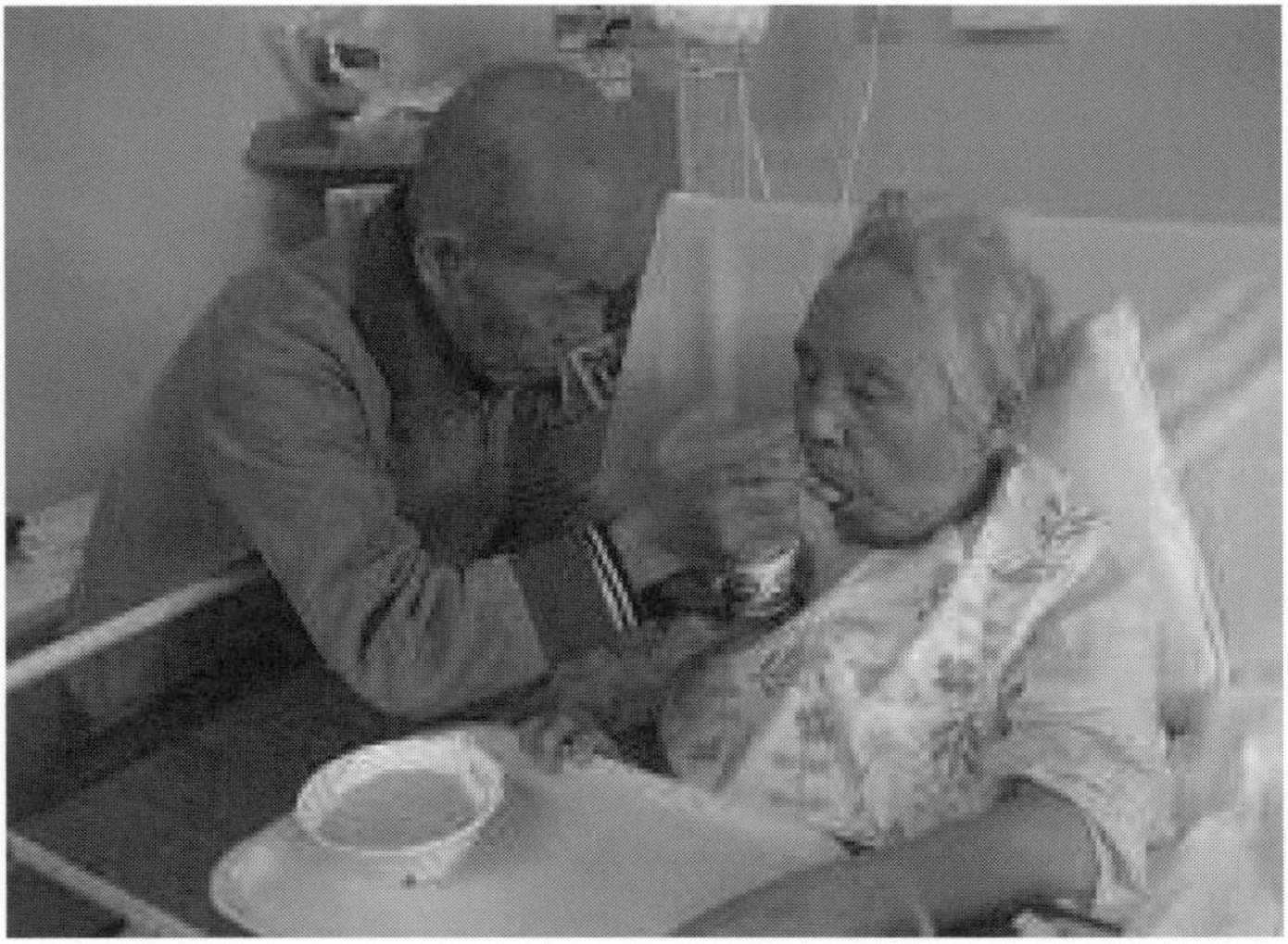

（〝介護殺人〟当事者たちの告白というタイトルの「ＮＨＫスペシャル」）

これが、40兆円を超える医療費、介護費を費やしている我が国の実情です。介護殺人が起こるほど、今の終末期医療は異常なのです。この異常さに気付いて、延命治療を中止して殺人罪に問われた女性医師がいます。20年以上前のことです。

気管支喘息の重積発作で心肺停止状態になった患者から、気道を確保するための気管内チューブを外したのです。すると、患者が上体をのけぞらせて苦しみだしたため、鎮静剤と筋弛緩剤を投与したところ、患者は息を引き取った。

裁判で争点となったのは、次の2点です。

1．家族の同意の有無
2．筋弛緩剤投与の方法と量

裁判の結果は、殺人罪。女性医師には、2年間の医業停止という行政処分が執行されました。また06年には、男性医師は不起訴にこそなりましたが、長い間にわたって殺人容疑者になりました。

その結果、医療者は患者に寄り添えなくなってしまった。司法が寄り添えない医療にしてしまったのです。このように終末期医療や看取りの現場では、医療だけではなく司法をも深く入り込み問題を更に複雑化してしまったのです。

なぜ、日本では親の介護に子供が苦しみ、年老いた親は苦しみながら死んでゆく？

「こんなに苦しまないと、人って死ねないものなんですかね……」

10年の長きにわたって親の介護をしてきた私のクリニックに通っている患者さん（女性）の思わず口から出てきた言葉です。この女性は、10年前に母親を介護し、母親亡き後は7年間にわたって一人で自宅で残された父親を介護してきました。久しぶりに診察した彼女の顔には、介護疲れで以前にはまったくなかった黒いシミがたくさんありました。私には、口には出さないがその苦労の程を十分に窺い知ることができました。

母親の介護で疲れ果てているもう一人の患者さん（女性）を紹介します。この患者さんは、子宮頸がんの放射線治療の後遺症で身も心もボロボロの状態で今から4年前に受診されました。主訴は、全身の疲労感、激しい膣周辺の痒み、多量の帯下など。仙骨は板のように固くなっていました。私が独自に開発した「玄牝治療」などによって、今では症状の殆どが消失し、板のように固かった仙骨も弾力ができてきています。

父親を早く亡くし、母と子の二人で暮らしています。最初の頃は母親と二人で通院していましたが、半年ほどしてから母親は体調不良で遠距離からの通院ができなくなりました。母親の症状は次第に悪化し、彼女は母親の身の回りの世話で仕事もままならなくなってきました。数年前から、認知症が新たに加わり介護にたいへん手がかかるようになってきました。

母親の介護で最も嫌なことが、母親の身勝手さ。ありがとうの感謝の言葉すらなく、自分の都合ばかりを強く主張すること。仕事を犠牲にしてまで、自分の時間を削ってまで母親の介護をしているのに、その態度はないんじゃない、と怒りさえ覚える。この気持ちは、私には痛いほどよく理解できます。親は子供が親の面倒をみるのは当たり前、子が親の世話をするのは当然であるという親の一方的な思い込みにあります。「ありがとう」の一言もありません。世話してもらって当然、という態度です。この親の態度にはハッキリ言ってムカつきます。母親の看病する私の姉もよく言っていました。

『わたしがこんなに一生懸命に世話しているのに、してもらって当たり前というあの態度、本当にムカつく。

「ありがとう」の一言もない。

本当に、頭にくる！』

血が近い分、その反発も大きいのです。親との距離の取り方がたいへん大事になってきます。兄弟（姉弟）の何人かで親の介護をするケースでは、その距離も比較的とり易いのですが、一人で介護、世話をするケースは本当にたいへんです。たとえ兄妹がいても、兄たちは仕事が忙しいと、親の介護のすべてを妹一人に任せっきりにするようなケースもあります。距離を取りようにも、他の協力者がいないのでうまく距離を取れません。その結果、介護疲れで身も心もヘトヘトに疲れは果ててしまうのです。

どうも日本人は欧米人に比べて個の自立がなく、他に大きく依存して生きている。寄らば大樹の陰と、自分の意見を主張することなく、後ろに隠れて陰口を言う。この気質が年老いてからの介護に大きな影を落とし、介護する子供に過剰な負担を強いているように思われます。現代医療だけの問題ではなく、今の多くの高齢者の年の取り方にも問題がありそうですね。

70歳過ぎて死を考えずに生きると、晩年になって慌てふためき、医療に過度に依存し、醜い老後を過ごすことになります。このような高齢者が最近急増しているように感じます。それは、長年にわたって生きる覚悟、死ぬ覚悟をもたずに、ただ仕事や生活に流されて過ごしてきたからだと思います。

ましてや、残された子供や孫の行く末に役立つような逝き方など少しも考えてはいないのでは？

両親を看取った女性の病院や医師に対する不信感

10年にわたって両親を看取った女性は、現代の終末期医療における病院のやり方や医師の言葉や態度などに強い不信感を抱いた、と私に苦渋な表情で言いました。最初に看取ったのは母親で、入院は半年、転院6回。3年半介護する。享年86歳。

82歳のときに転倒して膝を強く打撲してから次第に歩行困難になる。その後、仕事をしながら自宅で母親の身の周りの世話をする。更に、糖尿病と高血圧を患っている母親を車に乗せて月に何度も病院通い。次第に、自宅での介護が困難になってきて、母親を病院に入院させる時には病院探しにたいへん苦労する。

入院すると、今度は何人もの病院のスタッフが入れ替わり来て、家族構成からこれまでの経過などをしつこく聞いてくる。また、何度も呼び出されては書類にサインをさせられる。言葉は丁寧で、親切な言葉で話すけど書類作成のみに力が注がれている。形式だけが先行して心がない。

入院中では、検査のちょっとの数値を気にしてリハビリをさせない、すぐに検査をする。検査ばっかり、なんの必要があるの？　老いた体には、体力を消耗するだけなのに……。

某病院に入院中、皮膚の痒みがひどくて、主治医からステロイドを過剰投与される。何日間か皮膚の痒みが軽減し、入院中に母親が初めて化粧する。しかし、喜んだのも束の間、翌日から言葉がでなくなる。体調が一気に悪化しする。しばらくすると、誤嚥性肺炎となり設備の整った市民病院に転送される。そのときの主治医の顔、言葉が今でも忘れられない。

転送先の市民病院では集中治療室（ＩＣＵ）に入り、下血があるからと大腸検査、さらには心臓の検査など次々と検査がおこなわれる。息絶え絶えの患者に、体力を消耗する検査がそんなに必要なのだろうか……と、病院不信に陥った。

集中治療室の母親は意識朦朧で、話しかけても何ら返答もなかったが、隣のベットの患者が食事をするときの匂いでその虚ろな目が隣のベットへ注がれる。このときの母親の気持ちが痛いほどよく分かるので、とてもこころ苦しかった。

母親亡き後、自宅で父親の世話が始まる。父親は長く糖尿病を患っており、父親を連れて頻繁に病院通いをする。次第に介護が必要になり、自宅での訪問介護の世話にもなる。身一つでの父親の介護は長きにわたってたいへんだったが、入院は母親に比べて2カ月ほどと短かったのはたいへん良かった。

最初に入院した病院では次から次と検査がおこなわれ、中に何が入っているのか分からない点滴が毎日おこなわれる。意識朦朧のなかで大声で叫び、苦しそうな父親の表情を見るのが忍びなかった。母親の二の舞だけはさせたくないと思ったのか、私に相談してきた。

私は、キリスト教関連の病院だから点滴などすることなく静かに最後を看取ってくれるはずと、キリストの教えに根差した一人ひとりを大切にすることを基本理念・方針とする某病院を紹介した。数日後に、父親はその病院へと転院、そして転院先の主治医によって過剰な点滴は少しずつ減らされ、入院してから2週間ほどで静かに息を引き取る。享年91歳。

安らかな死を迎える看取りとは？

みかどクリニックの待合室に、「安らかな死を迎える看取りとは？」というタイトルの小冊子を置いています。当然、書いたのは私です。父親や母親を介護している患者さんや、高齢者の患者さんたちに無料で配布しているものです。

子供の治療に付き添ったお母さんに渡したところ、後日、父親を介護している最中なのでとても感動しました、という言葉を頂きました。また、ステージ4の膵臓がん末期の男性（70歳）を看取った家族から、次のような内容の感謝の手紙を頂きました。

「夫の闘病中は本当にお世話になりました。大きなお力を頂きました。

先生のお言葉や治療、看取りの小冊子を何度も読ませていただきました。そして、安心して方向を決め進むことができました。本当に感謝の思いでいっぱいです」

巻頭言

「限りある寿命」「人は必ず死ぬ」、このことは厳然とした事実です。古今東西、誰一人としてこの事実から逃れられた者はいません。ならば、どのような死を迎えるのか、迎えたいのか、誰でも考え、思い願うことです。

現代医学の発祥の地である欧米諸国では、キリスト教社会では、人の生き死はいまも神の領域です。また、霊魂についても否定はしていません。霊魂については「扱わない」「触れない」としているだけです。

しかるに、我国においては余りに医療が死の領域に深く入り込んでいます。しかも、霊魂は正面から否定されています。その結果、我が国では、終末期医療の現場においてどれほど多くの人たちが悲惨な最期を迎えていることか……。

1998年1月、WHO執行理事会は、「健康の定義」に新たに「霊性の健康」を追加する議案を採択しました。しかし、議案の総会上程（99年5月）に当たって「Spirituality＝霊性」の定義をめぐって、欧米先進国（ユダヤ・キリスト教圏）と発展途上国（イスラム圏）との意見が対立して、結局、この定義は事務局において再検討するという玉虫色の合意で決着。99年5月の総会では採決は見送られ、今日に至っています。

日本には、一秒でも、一分でも生き長らえさせることが医者の使命であると考える医師がたくさんいます。多くの医師は、死にゆく人の魂の安らぎなど考慮していないのでは？　宗教の違いだけで済まされる問題では決してないと思います。

死生観のない医療はむしろ暴力に近いことを知るべきです。確たる死生観をもたない医師に看取りのすべての実権を握らせてよいのでしょうか。

もし近い将来、WHOが「霊性の健康」を採択したら、終末期医療に携わる日本の医師たちはどのような弁明をするのであろうか？

宗教界は看取りの現状をどのように考えている？

なぜ日本では、欧米のように医療と宗教が終末期医療の現場でうまく連携できないのでしょうか？

看取りの現場の異常なまでの混乱ぶりに対して、宗教界からは未だ何ら反応がありません。僧侶や神官は、人間の死の問題に対して、自分たちには関係ないとでも思っているのでしょうか？　それとも無関心を装っているのでしょうか？

否、宗教界も努力している。「臨床宗教師」と呼ばれる方たちが、医療・福祉機関の専門職とチームを組んで医療機関や被災地などで活躍している。また、緩和ケアにおいても、これまでは身体的な苦痛をいかにして和らげるかが議論の中心となっていたが、人々の悲しみに寄り添い、生きる力を育む宗教者の役割は重要性を増していると痛切に考えている。「スピリチュアル・ケア」や「宗教的ケア」の力に注目が集まっていることも理解している。

このような反論もあるであろうが、私には言い訳にしか聞こえない。欧米のように医師と牧師が役割分担し、看取りがスムーズに行われている終末期医療には程遠い！

江戸末期、明治初期に来日した欧米の異邦人たちは、当時の日本人の宗教に関して実に興味深い記述を残しています。「逝きし世の面影」（渡辺京一　平凡社）から、その幾つかを抜粋します。


「日本人はまるで気晴らしか何かするように祭日を大規模に祝うのであるが、宗教そのものにはいたって無関心で、宗教は民衆の精神的欲求を満足させるものとしては少しも作用していない。

それに反して、迷信は非常に広く普及していて、お守りとか何かの象徴を住居その他につけるのがごく普通になっている。

寺社には老女と子供しかおらず、老女が祈っている間、子供の方はお祈りや念仏が唱えられているというのに、大声をあげて遊び回っている」

「僧侶や神宮、寺院、神社、像などの非常に多い国でありながら、日本ぐらい宗教上の問題に大いに無関心な国はない。この国の上層階級の者は、実際はみな無神論者であると私は信じる」

「私の知るかぎり、日本人は最も非宗教的な国民である。巡礼はピクニックだし、宗教的祭礼は市である」

日本には数多くの神社があるにもかかわらず、宗教に関しては、日本人ほど無関心な民族はいない。

民衆は一宗派の区別なく、通りすがりに入った寺院のどこでも祈りを捧げる。しかし、彼らは信仰からそうするのではなく、神聖とされる場所への礼儀としてそうしているのである。仏教と神道の区別もはっきりしない。

いつまで私たちは、科学技術に支配されるのだろうか？　誰も止めることはできないのでしょうか？

確かに、科学技術の恩恵によって私たちは便利で快適な生活を手に入れることできるようになりました。医療技術もまた然りです。しかし、科学はその名が示しているように、科（とが）の学問でもあります。人間の欲望の肥大化に直結しています。このことを私たちは努々忘れてはいけません。一方的に、科学技術を暴走させてはならないのです。


では、それにブレーキをかけるものは？

人間の良心か？

知性か？

否、文化です。医療の現場では、終末期医療に死の文化を取り入れるときに来たと思います。

長寿社会の還暦からの身体づくり

かつては、人生50年と言われたものです。しかし、今では人類は80歳、90歳まで、当たり前に生きる時代になりました。私たちは、予想もしていなかった長寿社会に直面しているのです。未だかつて経験したことのない長寿社会を目の前にして、医療機関や高齢者、多くの人たちは戸惑い、翻弄され、その対処法を模索しています。この長寿社会を私たちはどのように生きていけばよいのでしょうか。

人生には、「青春」「朱夏」「白秋」「玄冬」の4つの季節があると言われています。今は、人生120年を考える時代であると私は考えます。となると、生まれてからの30年間が「青春」、30歳からの30年間が「朱夏」、60歳からの30年間が「白秋」、そして90歳からが「玄冬」となります。

そして、人生の折り返し地点は60歳の還暦です。前半の60年は、汗水をかきながら身体を動かし、欲（地位名誉欲、色欲、物欲など）に翻弄されながら喜びと悩み多き時を過ごします。

還暦後の60年は、身体から精神へとシフトして生きるときです。他のために生きる歓びや生き甲斐を見出し、趣味などで豊かな心、精神を高める。また、前半の60年間をどのように過ごしたかが問われるときでもあります。若者に頼られ、若者から人生を正しく生き抜く知恵を請われれば良し。未だ、金や物欲に必要以上に固執するようでは未熟と言わざるを得ません。

私事で恐縮ですが、

ただ、本当のことが知りたかった。20代後半になって、野口晴哉師の書に出会い、その正体が生命であることが判明する。そして、30代前半に、沖縄の地で、真幸クリニック院長・上原真幸先生に運命的な出会いをし、数霊理論という生命の羅針盤を学ぶ。30歳から30年間の人生の「朱夏」は、数霊理論を羅針盤として手さぐりまさぐりして真実を模索し、府に落とし、実際の治療に応用する。

そして今、70歳。人生の「白秋」を迎える。人生の秋を生きていることになります。農作物に例えるならば収穫期です。私的には、確かに人生の収穫期に来ていることを実感します。「天命」を知り、その「天命」を全うするために全力で今を生きています。

（還暦は身体のターニングポイント）

男性の場合は、還暦は身体のターニングポイントです。女性は、閉経する更年期です。還暦からの10年間は身体をリセットし、次の60年間に備えるときです。ここでうまくリセットできないと、年齢を重ねる度に老化は促進し、身体は壊れていきます。医療に頼ることなく健全な老後を過ごすことはできません。このことに気付いている医療関係者は、果たしてどれ程いるであろうか。

当然、食事も変わってきます。食べる量と質が変わってきます。還暦過ぎても、それまでと同じものを、同じ量を食べるようでは還暦後の60年間の健康を放棄したのも同然です。食い改めるは、悔い改めるに通じます。食い改めると、お腹が軟らかくなってきます。お腹を触って硬く、パンパンに張っているようでは話になりません。

女性の更年期には、更年期障害という病名があるように多くの女性がこの時期に心身に変調をきたします。男性の場合は、還暦前後です。私にもありました。還暦少し前に、体調に何となく違和感を感じたので血液検査をしました。結果は、ＰＳＡ値（正常値は４以下）が２９・４。早速、泌尿器の専門の大学時代の友人に診察してもらうと、ほぼ50％の確率で前立腺がんの疑いがあると診断される。友人から細胞診をやる？　と言われたが、断りました。

その後、仕事をしながら野菜ジュースとミカンやバナナ、リンゴといった果実のみの食事を始めました。自己流の塩分を絶つゲルソン療法です。１か月の計画でしたが、３週間が過ぎた早朝に左腰部の激痛でベットから起き上がることができなくなりました。この時点で、目は窪み、72キログラムほどあった体重は14キログラムほど落ち、60キログラムを切って大学時代の体重に戻っていました。仕事の都合もあるので、この日でもって中止し、徐々に普通食に戻していきました。

この後、どういう訳かアルコールが飲めなくなりました。アルコールを受け付けない体質になっていました。それまでは、仕事後にビールを飲むのがとても楽しみだったのですが。10年経った今現在も続いています。

（70歳から最高の身体を手に入れる）

70歳に近づいてくると、歯や骨の髄が弱ってきます。平たく言うと、天然資源が枯渇して、電力供給がままならなくなる時期です。当然、身体は冷えてきます。頻尿、足腰の冷え、尿漏れなどの症状が顕著になってきます。すべての身体機能が脆弱になり、身体は硬く強ばり、睡眠も浅くなってきます。

還暦からの10年間で骨の髄を強化すれば、その後の健康は保証されます。しかし、ここを失敗すると老化現象は一気に促進し、骨粗鬆症、腰痛、膝関節痛、高血圧、糖尿病、がん、心臓病等々。病気のデパートになってきます。

では、どのようにすれば老化を予防でき、健康で爽やかな老後を過ごすことができるのでしょうか？　誰もが知りたいところですよね？　合気道の達人・佐川幸義氏は次のような言葉を残しています。

「服を掴まれて行う合気は極めて深い。体をどう掴まれても自由自在に投げ飛ばせるぐらいの技量の人でも服だけでは合気はかけられない。私が『体の合気』と称するその技をできるようになったのは、70歳を過ぎてからだ」

通常なら老いの坂を転げ落ちていく70代で、佐川氏は更に技は進化させ前人未踏の達人の境地に達したのです。（96歳でその生涯を終える。）つまり、70代から最高に身体能力を高められることを、佐川氏は証明したわけです。このことは、70歳を過ぎたから老いるのは仕方ない、という貴方の言い訳は通用しなくなり、もっと日々の生活で工夫と努力をしなさいということにはならないだろうか。

私の場合は、45歳の誕生日の翌月から健康増進、身体能力開発のために自己流の鍛錬をスタートさせました。内容は、野口整体の活元運動、合唱行気法、中国武道の立禅、ヨガ呼吸法、柔軟体操など。もう25年が過ぎました。最初の10年間は週6回、1時間半から2時間。ここ10年は週5回、70～80分ほど。

やり始めたころは、開脚前屈などは硬さの余りまったくできなかった。10分間の立禅では、腰が捻じれているために、目の前の風景が始めと終わりでまったく違って見えたという笑い話のような身体からのスタートでした。

しかし、25年経つと、開脚前屈もできるようになり、捻じれた腰も次第に真っ直ぐになってきました。立禅で、股関節と仙骨に重さを落とし、球をつくることによって身体の何かが変わり始めたきたような……。70歳になったこれからが楽しみでなりません。


還暦過ぎの健康増進の体操、鍛錬法は不可欠です。なぜなら、還暦を過ぎてくると、気丈に振舞おうとしても身体がブレーキをかけるからです。気持ちだけでは通用しなくなってきます。どうしても身体のメンテナンスが必要になります。

身体のメンテナンスには自力と他力があります。他力は、医療です。身体能力を高める医療、自然治癒能力を高める医療でなくてはいけません。当然、薬漬けの医療は避けるべきです。健康で長生きしたければ、年老いて多量の薬を服用することは絶対に避けるべきです。

自力の鍛錬法の詳細は別の機会に譲りますが、誰でも今すぐできることは、まずよく歩くことです。食事では何を食べるかではなく、お腹が空いたら食べ、腹八分を守り、空腹の快感を味わうことです。自分でできる民間療法は積極的に取り入れるべきです。お灸などはその最たるものです。寝る前に毎日おこなうとよいでしょう。

佐川幸義氏が実証したように、「70歳から最高の身体を手に入れる」を合言葉にして70歳を過ぎた人たちは日々を過ごしてもらいたいと思います。高齢者手帳は国や県に送り返しましましょう。

リビングウィル

回復の見込みがなく、すぐにでも命の灯が消え去ろうとしているときでも、現代の医療は、あなたを生かし続けることが可能です。人工呼吸器をつけて体内に酸素を送り込み、胃に穴をあける胃瘻を装着して栄養を摂取させます。

ひとたびこれらの延命措置を始めたら、はずすことは容易ではありません。生命維持装置をはずせば死に至ることが明らかですから、医師がはずしたがらないのです。

「あらゆる手段を使って生きたい」と思っている多くの方々の意思も、尊重されるべきことです。一方、チューブや機械につながれて、なお辛い闘病を強いられ、「回復の見込みがないのなら、安らかにその時を迎えたい」と思っている人もたくさんいます。

「平穏死」「自然死」を望む人が、自分の意思を元気なうちに記しておく。それがリビングウィルです。このリビングウィルと似たものに尊厳死宣言公正証書がありま す。尊厳死宣言公正証書とは、終末期に延命治療を望まない意思を、公証人の前で宣言する文章のことです。法的な拘束力はありませんが、家族や医療機関などに対して自分の意思を表明できるものです。

リビングウィルはあくまでも私的なものですが、尊厳死宣言公正証書は公的な意味合いがあるので、よりはっきりと周囲に意思を伝えることができます。

しかし、両者ともに法的な拘束力はありません。たとえ尊厳死宣言をしても、本人の意思に反して、家族が延命治療の中止に同意しなければできない。担当する医師が拒否する場合もあります。本人、家族、医師の同意が揃って、初めて実現するものです。

不本意な最後を迎えないために、リビングウィルについて近藤誠医師は「最高の死に方と最悪の死に方」（宝島社）の中で次のように述べています。

ぼく自身は「リビングウィルは家族にむけての意思表明である」と思っています。まず、病院に運ばれることを、なんとしても防ぐ。―これが最大の目的です。病院に運ばれてしまうと、何をいっても時すでに遅し、ということが多いのです。

リビングウィルは、家族がそれを医師らにみせて、「ほら、本人もこういっていました」と脇を固めるためのものと心得ましょう。柱となるのは「本人の尊厳を守りたい」という、家族の意思です。

本の最後に、リビングウィルのサンプルを記しています。中村仁一医師の作成された事前指示書が、項目が具体的ですぐれているので参考にしたとのこと。

リビングウィル

いっさい延命治療をしないでください。

あなたがこれを読んでいるということは、私は意識を失っているか、多少意識が残っていても、自分の意思を表明できない状態だと思います。

そのときに備えてこのリビングウィル（事前の意思表明書）を書いたので、どうか希望を叶えてください。万一病院に運ばれて、医師の方が診療に当たっている場合にも、以下の希望にそってください。

・意識を失った場合、救急車を呼ばないこと
・心停止の場合、蘇生術を行わないこと
・往診してくれる医師がいれば、呼んでもよい
・人工呼吸器はつけないこと
・人工呼吸器がつけられている場合には、外すこと

・開頭手術はしないこと
・人工透析はしないこと
・点滴はしないこと
・栄養補給のための濃厚点滴や胃ろうはやめること
・自宅や施設での食事介助はやめてください
・水を飲ませることも不要ですが、氷の一片を口にふくませてくださることは歓迎します

以上です。

年　月　日

自筆署名

証人署名　　印

患者の権利に関する世界医師会（WMA）リスボン宣言

１９８１年9月、10月ポルトガル・リスボンにおける世界医師会第34回総会で採択され、１９９５年9月インドネシア・バリにおける同第47回総会にて改訂される。

前文

医師、患者、社会一般という3者間の関係は近年著しく変容して来ている。医師は常に自己の良心に従い、患者の最善の利益のために行動すべきであるが、患者の自律と公正な処遇を保障するためにも同等の努力を払うべきである。本宣言は医療従事者が是認し、推進すべき患者の主要な権利を全てではないが列挙したものである。医師およびその他の医療に従事する者・機関はこれらの権利を認容し擁護する共同の責任を有する。法律や行政、あるいはその他の機関や組織が患者の権利を否定する際には、医師はその権利の保証あるいは回復のため適切な手段を講じねばならない。ヒトを対象とする生物医学（biomedical）研究（治療を目的としないものを含む）においても、被験者には研究を目的としない通常の治療を受ける患者と同等の権利や配慮が与えられるべきである。

（尊厳性への権利）

患者は人道的な末期医療（ターミナルケア）を受ける権利、およびできる限り尊厳と安寧を保ちつつ死を迎えるためにあらゆる可能な支援を受ける権利を有する。

（宗教的支援を受ける権利）

患者は霊的および倫理的慰安（自分で選んだ宗教の聖職者の支援を含む）を受ける権利を有し、また拒絶する権利も有する。

第二章

人生の終末　終末期医療

曽野綾子さんのケースから終末期医療を考える

何年か前に、週刊現代に「家族を見送るということ」というタイトルで作家・曽野綾子さんが連載している記事がありました。その文中で気になるところがあったので、その一部を抜粋してみます。

「ほとんど固形物を口にしなくなってから約一か月後、朱門（曽野さんのご主人）は血中酸素量が極端に下がったというので救急車で病院に搬送され、そこで約九日間、末期医療の看護を受けた。

決して放置されたのでもなく、投げやりな死を迎えたわけでもなかった。朱門は現代の日本国民として十分な医療の恩恵を受け、意識のあるうちに息子夫婦にも、イギリスに留学中の孫夫婦にも会い、最後の夜は私が病室のソファで過ごし、華麗な朝陽の昇るのに合わせて旅立って行った」

「私たち一家は、老年には、できたら病気と付き合わないことにしていた。できるだけ軽く死を受けとめ、「死ぬ日までは死んでいないのだから健康人なのだ」という姿勢を取り続けることにしており、担当医も、私たち一家のその好みをよく理解してくださっていたと思う」

曽野さん夫婦は、無理な延命治療を望んではいなかった。しかし実際は、「血中酸素の量が極端に減少していて、このまま放置していると危ない」と、朱門さんが入所していた老人ホームの担当医の判断で、そのまま救急車で病院へと搬送された。その入院先の病室にて、「朱門は水を飲みたいと言い、私は水のボトルを持ち歩いていて、その小さな蓋で器用に水を飲ますこともできたのに、水は検査の後で、と止められてしまった」

「私たちの気持ちは分かっているはずなのになぜ、静かに死を看取ってはくれなかったのか。

末期の水までも拒否する必要があったのか……」

曽野さんの担当医や現代医療の終末期医療に対する恨み節が聞こえてきます。週刊誌には、担当医が実名で記されていたのはそのためであろうか。

しかし、曽野さんにも大きな矛盾があります。

「決して放置されたのでもなく、投げやりな死を迎えたわけでもなかった。朱門は現代の日本国民として十分な医療の恩恵を受け、意識のあるうちに息子夫婦にも、イギリスに留学中の孫夫婦にも会い、最後の夜は私が病室のソファで過ごし、華麗な朝陽の昇るのに合わせて旅立って行った」

この文章の中に、曽野さんだけではなく多くの人たちの親族を看取る共通の心情があります。それは、次のようなものです。

「過剰な延命治療は要らない。安らかな死を迎えさせてやりたい。でも……亡くなってから最先端の医療を受けさせてやるべきだったのではないかと、後で後悔だけはしたくない」

このような心情がある限り、現代の医療体制下では安らかな死を迎えることはたいへん難しいと私は考えます。このことを、真に理解している人は余りに少ない。多くの人は、そこに大きな問題点が潜んでいるということすら知らないことでしょう。

もう一つ、曽野さんの文章の中で気になるところがあります。それは次のような言葉です。

「私たちの気持ちは分かっているはずなのに……」

医者の立場からすると、これは患者サイドの勝手な思い込みに過ぎません。口頭で話すだけでは意味をなさない。どのような看取りを希望するかを詳細に書いた書類を提出する必要があります。しかも、患者本人の直筆のサイン付きでなければなりません。それ程に、現代医療の終末期医療、看取りの現場は多くの混乱や矛盾、問題を抱えているのです。希望通りの死はそう簡単には望めないのです。

人生の終末に思うあれこれ

月刊『文藝春秋』２０１６年12月号に掲載された、脚本家・橋田寿賀子さんの「私は安楽死で逝きたい」が話題になっています。「夫との死別から27年、91歳脚本家の問題提起」と副題にあり、「日本でも安楽死を認める法案を早く整備すべきです」と主張しています。橋田さんは、安楽死を望むようになった理由を次のように述べています。

「あの世で会いたいと思う人はいません。この世でしたいと思うことは一杯しました。あまり恋愛はしませんでしたが、もう、あれもこれもしたいとは思いません。心を残す人もいないし、そういう友達もいません。

そういう意味では、のん気な生活を送っていますけれど、ただ一つ、ボケたまま生きることだけが恐怖なのです」

橋田さんの不安は、「もういよいよだめだ」というときに、「お願いです。もう精いっぱい生きたんです。死なせてください」と言ったら、「はい、いいよ」と楽に死なせてくれる仕組みがあるといいな、それが私の考える「安楽死」です。

橋田寿賀子さんに限らず、多くの人もまた同じように安らかな死を望み、願っていると思います。

・最後くらい人さまに迷惑をかけずに死にたい。「枯れるように」死ぬのが理想です。

・なるたけ医者にかからず、なるたけ薬にたよらず、なるたけ機器につながれず、なるたけ国にお世話にならない、わたしはそういう風に死にたい。

・みっともない姿を世間にさらし、人さまに迷惑をかける前にこの世から消えたい。

孤独死

過剰な医療の介入によって自然に枯れるように死んでいけない病院での死と、独りひっそりとアパートの一室で誰に看取られることなく死んでいく孤独死のどちらが安らかな死なのだろうか?

どちらかの死を選べと二者択一を迫られたら、私なら即座に後者を選びます。なぜなら、それほどに病院での死は非人間的であり、悲惨であることを熟知しているからです。

しかし、孤独死もまた悲惨であることに間違いはありません。結城康博氏著『孤独死のリアル』（講談社）によれば、「孤独死」で亡くなる人の数は年間で3万人と推計されています。1日に100人近くが孤独死している現状があるそうです。著者によれば、寿命が長い分、独り暮らし高齢者の割合は女性の方が多いが、「孤独死」するのは男性の場合の方が多い。「孤独死」で亡くなる人のうち、男性の割合は全体の7

割以上を占めている。
「孤独死」と一口にいっても、発見される日数によってその悲惨さは異なります。死後2、3日中に発見される遺体は周りから気にかけられていた存在であり、必ずしも悲惨な状態とは言えない。だが2週間から1ヵ月以上も経った場合は、遺体からの異臭や窓にたかる蠅などの異変に近所の住民が気づいて行政担当者や警察が部屋に入って発見されることになる。

遺体は腐ると、身体の脂が滲み出

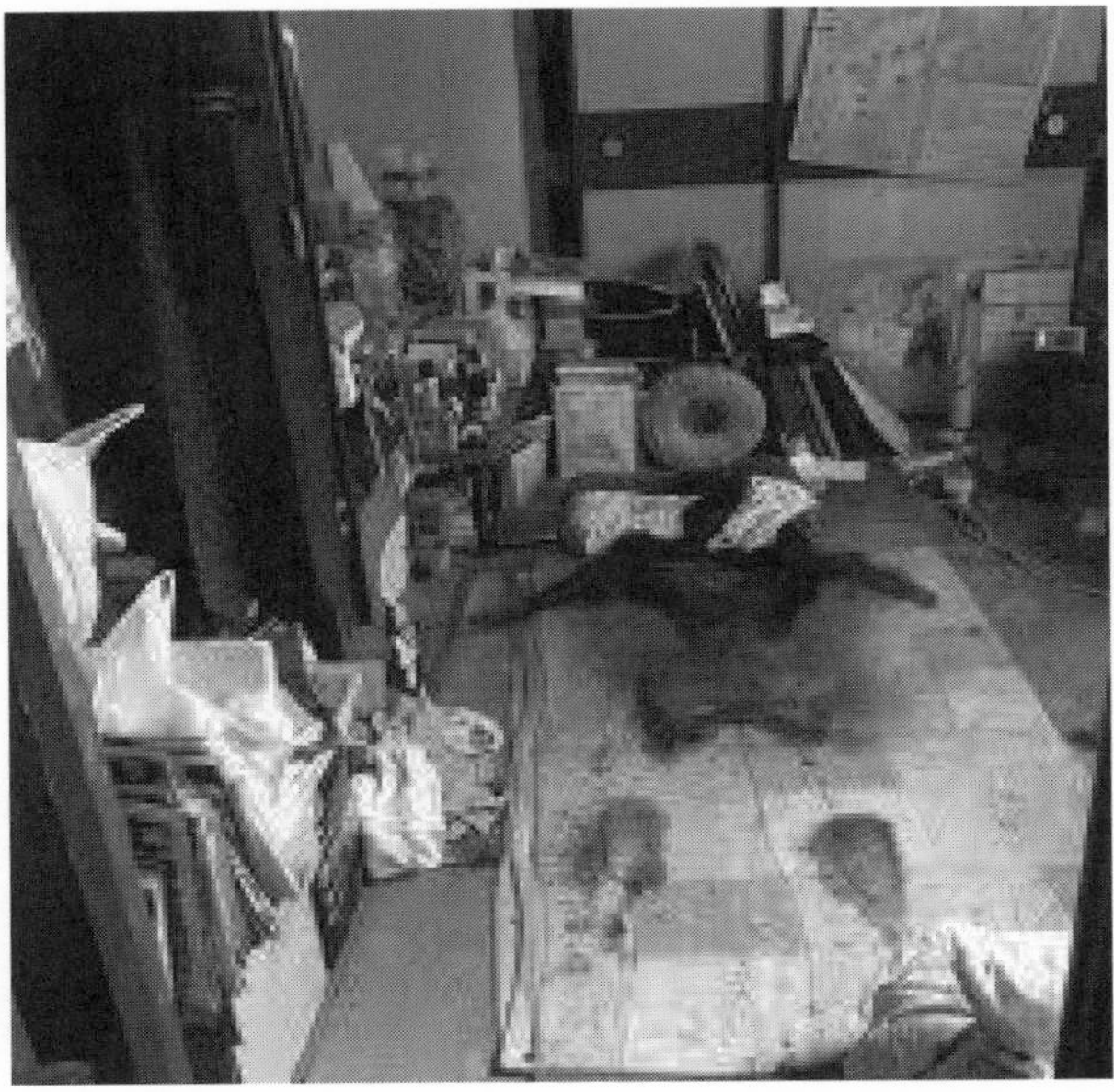

て液化するため、家の床もすべて張り替えなければならない状態になる。夏だと遺体の損傷は早いし、冬場でもコタツに入ったままで下半身がミイラ化した遺体や電気毛布の中で発酵した遺体等、暖房が遺体を腐られてしまうこともある。

孤独死した遺体を処理した知り合いの業者に言わせると、部屋に入った瞬間に強烈な異臭と得も言われぬ空気に圧倒される。亡くなった人の怨念や孤独感・悲しみなどが部屋全体に染みついていると言います。目をそむけたくなる。それが、「孤独死」の実情だと。

東京都監察医務院では、「孤独死」を「異状死の内、自宅で死亡した一人暮らしの人」と定義しています。通常、人が亡くなった時点で、最初から病死と判明されている場合は、自然死として処理されます。異状死とは、自殺や事故死だったり、そもそもの死因が不明だったりする遺体のことです。この異状死に該当すると、解剖などが行われることになります。東京23区において1987年には、男性788人、女性335人であったものが、ほぼ20年後の2006年になると、男性では2362人、女性では１０３３人となっており、20年前に比べて約3倍にも膨れ上がっています。

残された遺族にとっても、身内の孤独死は大きなトラウマになって残ります。生涯、なぜ連絡を取らなかったのかとずっと自分を責め続けることに……。また、その被害は周囲にも及んで、アパートやマンションだと隣人は引っ越しを余儀なくされることもあります。警察の家族への事情聴取で家族関係を根掘り葉掘り聞かれることから二重にショックを受けることにも。金銭面でも、多額の清掃費や遺品整理費などがかかります。

終末期医療の色とりどりな風景

人は必ず死ぬ。当たり前だと分かっていても、いざ自分の親の死に直面すると、本人の意志に関係なく、家族は延命措置を強く希望するのが常です。そして、医師は家族の要望に沿うべく「できるだけ生かす」ことに尽力することになります。

子供たちが生前の親の希望を尊重して延命治療を拒否し、主治医もその希望を認めても、事はそう簡単にはいかないことは終末期医療の現場では多々あります。

例えば、めったに見舞いにも来なかった親戚の一人が、ある日突然に見舞いに来て、「なぜ、治療を受けさせない。十分な医療を受けさせるのが、子が親にできる最後の親孝行ではないか！」と、声高に正論を強く主張されると、子供たちは前言を翻していとも簡単に生前の親が望まなかった延命治療が始まってしまう。思わず納得してしまった人もかなりの数いるのではないでしょうか。

「延命措置を望みますか？」という主治医に、母親の死は到底受け入れられないと延命を強く望む兄。こんな兄に対して、妹がお母さんは延命措置を生前には望んでいなかったはずと諫める。

しかし、妹の言葉は無視され、延命治療によって母親は3年も4年も植物人間状態に。

延命措置は望まないという生前の母親の切なる願いは、いったいどこに……。

親の年金で暮らしている子供は、親に死なれたら生活が困窮してしまう。そこで、親の年金目当てに胃瘻までつくって少しでも生き長らえさせようとする。

親はベットの上で口を大きくポカーンと開き、アー、ウーとうなり声をあげ、肘や膝は拘縮してひん曲がり、目は虚ろに開き、腕や首には点滴の管、お腹には胃瘻。

ベットの上で暴れるので、手足を紐で縛られて腕には点滴の管。そして、そんな死について、「あんな死に方をするなんて、何て可哀想な……」と知る者は言う。こんな風景は一昔前にはありました。

終末期医療の現場は人生の縮図です。いろんな人間たちの思惑が複雑に交錯しています。そんな中で、救命救急センターは高齢者で一杯となり、長期入院の受け入れ先を探すことになります。

さらに急性期病院では在院日数が長くなると診療報酬が減るため、退院へのプレッシャーが強くなります。そして、受け入れ側では、手間の掛かる食事介護に充分な人手がないことから、胃瘻が受け入れ条件となります。

受け入れ側の医療機関では、濃厚医療を行わざるをえない理由もあります。というのも、財源を握る国側が、医療費抑制のために2年ごとに診療報酬を下げてくるため、経営のために濃厚医療が必要となってくるのです。ベッド数は簡単に増やせないから、診療報酬が高くなる中心静脈栄養や、人工呼吸器装着を行うことで、単位あたりの利益を増やす経営判断が働くわけです。

また、十分な延命措置を怠ったとして、遺族から訴えられる恐れもあります。たとえ延命を希望しないというリビングウィルがあっても、法制化されていない以上、訴訟リスクを避ける運営になるのは当然といえば当然なのです。

終末期医療の現場の医師の声

現代日本の老人医療は、極端な「延命至上主義」に傾いています。老人の「看取り」に最も近いところにある筈の特別養護老人施設でさえ、死にそうになったら病院へ送ることが常識化しているのが現状です。

しかし、現場の医師からも終末期医療に疑問の声があがってきているのも確かです。その先駆けとなったのは、２００４年2月に出版された「末期ガンは手をつくしてはいけない」（中経出版）ではないかと思います。ホスピス医・金重哲三医師は、終末期医療の実情、死に方について以下のように述べています。

ホスピスの医師をしていて、暗澹とした思いになることがあります。それは、患者さんご本人が「悔いを残して旅立たれたのではないか」と、感じる時です。それも、ホスピスという、ある意味では、死を覚悟をして入ってくる患者さんやご家族でさえ、そのような思いを抱かせることが多いのです。となると、ホスピス以外で、死を迎える方々の場合は、心残りや悔いを抱いての旅立ちがもっともっと多いのだろうと思われます。

事実、一般の病院での死は、かなり悲惨だという印象を持っています。そんな悲惨な現実をもたらすのは、最後まで治療にすがる患者さんと家族の側の問題でもありますが、亡くなっていく方を看取る医療者側に、知識と技術が欠けている面もあります。

医者は、治療することは教えられていても、安らかに死んでいくお手伝いの仕方は教育されていません。安らかに死なすのも医者の役割なのですが、そんなことを医療の現場で言えば、異端者としか見なされません。それに加えて、一般病院では、マンパワーも不足して、亡くなっていく方を安らかに看取るだけの人員体制もありません。

この悲惨な臨終をもたらしているのは、医療制度や医療者の問題が大きなウエイトを占めているのですが、さらに大きな問題が、亡くなるご本人・ご家族の問題でもあります。これは、一般病院だけではなく、ホスピスでも問題なのです。

食べられない状態になると、必ずといっていいほど、家族は「点滴をしてほしい」

と言ってこられます。いくら前もって点滴の害を説明していても、駄目です。日本人の頭には、「食べられない＝点滴」という公式ができあがっているのです。現実には、こんな点滴は、どちらかというと収入目的であって、医療とはほど遠いのですが、世の中に広まってしまうと、一般市民にも、天下の宝刀のような誤解を生んでいます。ホスピスで点滴は、基本的には行いません。その理由は、点滴をすることによって、次のような問題が起きるからです。

◆手や足にむくみがきます
◆肺からの分泌物が増えて、喘鳴がひどくなり喉が詰まったようになります
◆腹水や胸水のある人は、瞬くうちにこれらの水が増えてお腹の張りや呼吸の苦しさが増します
◆「食べる」という大切な行動が阻害されます
◆血糖値が上がるため食欲が減退します
◆点滴したところは、青くあざになります

◆点滴を刺すのが一回ではすまなければ、痛い思いを何度もします
◆何よりも、点滴されているあいだは、拘束状態です、身体も心も

その6年後に、東京都世田谷区の特養、芦花ホームで常勤医の石飛幸三医師が、２０１０年2月に出版された「『平穏死』のすすめ」（講談社）が世に出ました。

◆病院では点滴や経管栄養や酸素吸入で無理矢理叱咤激励して頑張らせる。顔や手足は水膨れです。我々は医療に依存し過ぎたあまり、自然の摂理を忘れているのではない

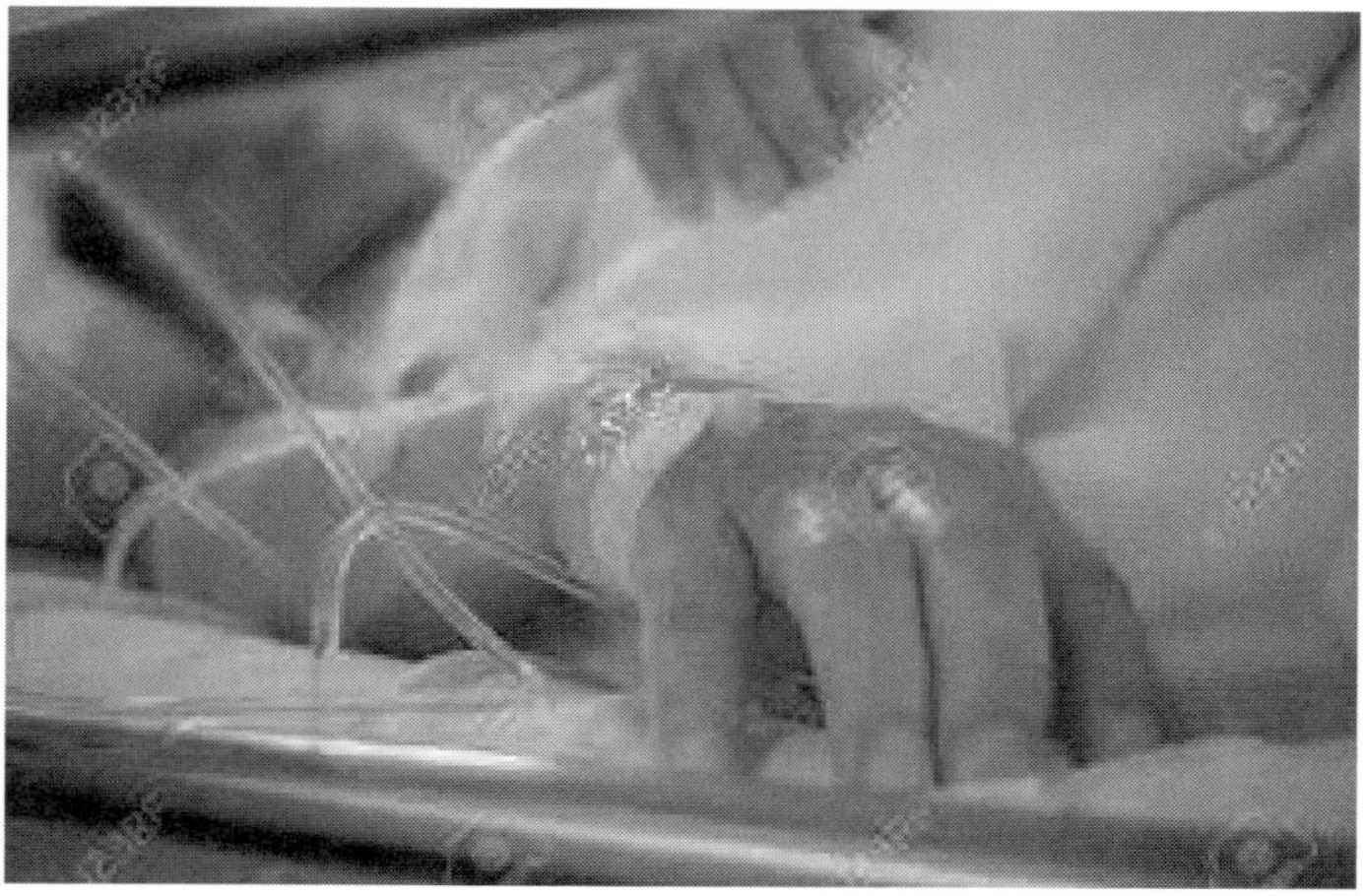

だろうか。

◆医学はどこまでも進歩し、人の死までコントロールできるような錯覚にとらわれている。

◆医療処置を施さない自然な死、それを「平穏死」と名付けた。だが、多くの医師は自然死の姿がどのようなものか知る機会がありません。だが、こういう私自身、病院で働いていた40年以上の間、自然死がどのようなものか知らなかったのです。

さらにその2年後に、京都市にある特養、同和園の付属診療所所長・中村仁一医師が「大往生したけりゃ医療とかかわるな——自然死のすすめ」（幻冬舎新書）が世に出ました。

◆大病院の医者は人間が自然に死ぬ姿を見ない、知らない。
◆枯れる死を妨害するのが点滴、酸素吸入の延命治療である。

◆老いを病にすり替えてはいけない。

最近では、北海道中央労災病院院長・宮本顕二医師と桜台明日佳病院認知症総合支援センター長・宮本礼子医師が書かれた「欧米に寝たきり老人はいない」(中央公論新社)があります。書かれた内容の一部を以下に抜粋します。

◆日本では高齢者が人生の終わりに食べなくなると、点滴や経管栄養をするのが当たり前でした。点滴しないことに私が驚くと、「ベッドの上で、点滴で生きている人生なんて、何の意味があるのですか？」と逆に聞かれてしまいました。そして、「スウェーデンも昔は高齢者が食べなくなると点滴や経管栄養を行っていましたが、20年かけてなくしました」と言っていました。

◆スウェーデンに行くまでは、どういう状態の人であっても命は可能な限り延ばさなくてはいけないと思っていました。

◆オーストラリア政府みずから「高齢者介護施設における緩和医療ガイドライン」

を２００６年に作成しました。その中の一部を紹介します。

◎高度認知症においては、感染症（主に肺炎）に対する積極的な治療（抗菌剤の静脈投与）は推奨されない。むしろ、解熱剤の投与や短期間の抗菌剤の経口投与が症状緩和のために有効である。

◎食欲がなく、食事に興味をなくした入所者に対しては無理に食事をさせてはいけない。

◎単に栄養状態改善のための積極的介入は倫理的に問題を含んでいる。

◎脱水のまま死に向かわせることは悲惨であると思うことが輸液を行う理由にあるが、緩和医療の専門家は経験栄養や輸液は有害であると考える。

◎脱水と口渇は異なるものであり、混同してはいけない。

◎口渇は少量の水や氷を口に含ませることで改善するが、輸液を行っても改善しない。

◎最も大切なことは入所者（患者）の満足感であり、最良の輸液をするかどうかではない。

精神科の和田秀樹医師は、「医者よ、老人を殺すな」（KKロングセラーズ）で次のように述べています。

財政破綻で、市立病院が閉鎖され、市内にCTもMRIも一台もない上に、救急病院すらなくなった北海道の夕張の市立診療所の前院長のインタビューを最近読んだ。高齢化率45％の日本一の自治体なのだが、その閉鎖後に死亡率も、医療費もすべて下がったというのだ。心疾患も、ガンも肺炎も、すべて死亡率が下がったという。

この前院長に言わせると、医者に頼ることをなるべく減らし、生活習慣を変えたことが成功の秘訣だという。少なくとも、薬漬け医療が、老人を弱らせ、殺してきたのは確かなようだ。

105歳で老衰死した日野原重明医師も、現実の高齢者向けの医療、とりわけ大病院での医療に疑問を投げかけた一人です。「医と命のいしずえ」（同文書院）で自戒の念を込めて書かれています。

最近出版された「最高の死に方と最悪の死に方」（宝島社）で近藤誠医師は、ラクに死ぬための最大のポイントは、「高齢になったら、脳卒中などで倒れても救急車を呼ばない」こと。生き延びても寝たきりになるのが関の山だから。ぼくは家族に「救急車を呼ぶな」と言っている。　では救急車を呼ぶと、実際にはどうなるのか？　たいへん参考になる記事が、令和元年8月8日のネット上に掲載されていたので以下に紹介します。

『昨年9月に県内の消防署救急隊が蘇生処置を中止し、望み通り在宅での最期を迎えた男性患者の家族が北日本新聞の取材に応じ、当時の状況を語った。いったん着手された蘇生処置に抱いた戸惑い、救命を任務とする隊員への思い……。現場は関係者の苦悩が交錯した。あれから約1年。みとった家族は今も信じている。「お父さんは喜んで逝ってくれた」（編集委員・宮田求）』

患者は末期がんの80代男性。昨年5月ごろから容体が悪化し、入退院を繰り返した。入院中は「うちへ帰りたい」と何度も口にした。その思いは家族や医療スタッフに受け入れられ、7月下旬に退院。医療用麻薬でがんの痛みを抑えつつ、在宅生活を送った。

「死ぬまで、うちにおる」。死を覚悟したような言い方を耳にした家族らは「このまま（穏やかに）最期を迎えたいということやな」と受け止め、訪問看護師らと擦り合わせた上で、自宅でみとることを決めた。容体が急変したときは蘇生処置を避けるため、１１９番せず、訪問看護ステーションに連絡することにしていた。

最期の時を迎えたのは9月初旬だった。その日の夕方、苦しそうに呼吸する様子に、妻と長女らの心は揺れた。直前に妻と言葉を交わし元気そうに見えていたこともあり、「病院へ連れて行けば、持ち直すのではないか」との思いもあった。訪問看護師に連絡を取りつつも、１１９番した。

ところが、救急隊員らが到着した時には心肺停止状態に陥っていた。蘇生処置を始めるため、隊員らが胸をはだけると、かつて心臓病の手術を受けた時の傷跡が長女らの目に映った。その上から心臓マッサージをする様子が痛々しく、「そんなに強く押さえないで」「やめて」と頼んだという。

隊員らが所属する消防署が運用する指針では、本人の意向を示した書面などを確認した上で、かかりつけ医らの指示を得れば、蘇生を中止できるとされているが、このケースでは書面がなかった。

隊員は「申し訳ありませんが」という意味合いの言葉を口にしながら、蘇生をしなければならないと説明した。「救急車を呼ぶと、こうなるのか……」。家族は自らの行動が招いた結果に戸惑ったという。

最終的には、隊員が電話で主治医の代理の医師から指示を受け、蘇生を中止した。書面が示されず、医師が現地で患者の状態を確認しないまま中止に至った手続きに課題が残ったものの、家族の願いはかなえられた。「病院に運ばれて亡くなっていたら、後悔していた」。長女は心境を語る。

隊員らは、しばらくその場に残り、遺体を清める「エンゼルケア」を手伝った。葛藤の末の光景に、長女は「(隊員らと)心が通じ合った」と考えている。

たいへん示唆に富んだケースです。家族の揺れ動く心情が手に取るように私には理解できます。ただ、断言できることは、このケースは非常に稀なケースで、代理の医師が蘇生の中止を承諾することなど、まずあり得ません。多くのケースでは、蘇生され、病院に運ばれしまう。その先に待ち受けているのは、近藤誠医師が指摘する寝たきり状態です。

医療の現場に深く関わっていない人にとって、目の前の人が今にも呼吸が止まりそうな状態に陥ると、どうしても慌てふためいてしまう。頭の中が真っ白な状態になって、どう対処してよいのか判断できなくなる。そして、とりあえず救急車を、と責任を回避する行動をとってしまうわけです。これが、ダメだと近藤医師は言っているのです。私もそう思います。

救急車を呼んでしまうと、後はベルトコンベア式に救急蘇生がおこなわれます。人工呼吸器、点滴、経管栄養……。

だからこそ、かかりつけ医がとても大事になってくるのです。十分に、家族全員がかかりつけ医と意思疎通を図っておれば、たとえかかりつけ医がいなくて介護する父とか母が死亡しても、何も問題は起こりません。かかりつけ医の手によって死亡診断書が作成され、事はスムーズに運んでいきます。

ホスピス　二十五三昧講

ホスピスとは、元々は中世ヨーロッパで、旅の巡礼者を宿泊させた小さな教会のことを指したそうで、そこに宿泊した旅人が、病や健康上の不調で旅立つことが出来なければ、そのままそこに置いて、ケアや看病をしたのだそうで、こうした看護収容施設全般をホスピスと呼ぶようになりました。

つまり、ホスピタル＝病院の語源ですが、ヨーロッパでは、その後、20世紀に入り、治療の当てがなく、余命いくばくもない患者の最後の安息に満ちた時間をケア（ターミナルケア）する施設を「ホスピス」と呼ぶようになり、一般の病院と区別しています。そうした施設の設置がさかんに行われたのが、イギリスやアイルランドなのだそうです。

世界保健機関（ＷＨＯ）では、末期患者の心理的なケアの柱となるものとして、身体的ケア、心理・精神的ケア、社会的ケア、スピリチュアルケアの４つをあげています。心理・精神的ケアとスピリチュアルケアをはっきりと区別しています。日本の終末医療の現場においては、スピリチュアルケアがまったくできていない、否、そういった概念すらありません。

現役の医師の中には、疾患を取り除くこと、肉体の健康を取り戻すことだけが、医療の目的であり勝利であると考え、そのためにはある程度患者が弱ってもかまわないとか、患者がどのように感じるかについては感知しない、という人が余りに多いと思います。そういう医師たちに限って、スピリチュアル的なことに対してはまったく理解を示さず、ホスピスのような活動を、非科学的、エビデンスがないと真っ向から否定しています。

しかし我が国にも、今から7、800年前の鎌倉時代に、このスピリチュアルケアに匹敵する相互扶助システムがありました。それが、二十五三昧講です。死に場所を求めて高野山に入ってきた人たちは、25人集まって看取りの場「二十五三昧講」という講をつくり、互いの死を見届け、死んだ後の世話もした。別所には、別所上人と呼ばれる僧侶がいた。メンバーは男性のみ。

信仰が厚く、独善的でない人たちで、日ごろはバラバラに生活していた。一人でも病人がでると、往生院という建物に入れる。一昼夜、二人ずつで看病する。一人は法話を聞かせ、もう一人は炊事など身の回りの世話をする。もう治らないと分かると、枕元ではその人の悪口を言ってはいけない。良い点を褒めたたえ、雑事は声高に話さないように配慮する。

最後のときは、阿弥陀像の前に寝かせ、北枕にして西を向かせ、片手で肘枕をし、足を少し曲げて重ねる。死ぬ瞬間まで、残りの24人が念仏を唱え、覚悟のほどを教え、苦しまないように見守る。

今を生きる我が生命は、過去を背負い、未来に繋がる

私たちは母親のお腹からオギャーと産まれて来たわけですが、実は母親のお腹の中にいる時に、すでに体質のほとんどは決まっています。体質の多くは腎臓が請け負っているので、東洋医学では、腎臓を「先天の本」といい、極めて重要視しています。「先天の本」とは、生まれながらにして持っている生命力・エネルギーです。また、脾・胃を「後天の本」といい、消化器系による消化、吸収の働きによって気血が生まれ、生命が支えられています。先天とは生まれる以前、後天は生まれた後となることは言うまでもありません。

野口整体では、7代先のことを考えろと教えています。今の私たちの心身や生活の在り方は7代先の子孫にも影響するということです。逆に言えば、今の私たちの腎臓は7代前のご先祖の影響を受けているということになります。一夕一朝の努力や生活の質の改善などでは腎臓や体質を改善して強くすることはできないということです。

近年、現代医学領域においても生まれる以前の胎児期の問題が大きな話題になってきています。英国のサウサンプトン大学医学部のデビット・バーカー教授は「成人病胎児発病説」を提唱しています。

出生体重の明らかな英国の地域住民を対象に46~54歳時の成人病の発症状況を調べた結果、出生体重が少ないほどその発症リスクが高い。具体的には、出生時の体重が2・5キログラム以下であった人は、3・4キログラム以上であった人たちに比べて、50歳時でのメタボリックシンドロームの発症率は実に13・5倍であったという事実を明らかにしました。

わが国においては、精神的に不安定だった高不安妊婦から生まれた子供を8、9歳まで追跡調査してみると、情緒不安定、心身症、多動症などの問題が多く見られたという報告を筑波大学大学院教授宗像恒次らがおこなっています。

とくに妊娠12~22週の期間は「感受性期」と呼ばれ、胎児の脳を形成する非常に重要な時期であることがわかってきていますが、この時期に母親が大きな不安にかられていると、胎児の情緒に問題を残すことがあります。たとえばこの時期に夫の支えが得られなかったとか、仕事上の悩みを抱えていたとか、精神的に不安定だった高不安妊婦から生まれた子供を8、9歳まで追跡調査してみると、情緒不安定、心身症、多動症などの問題が多く見られることがわかってきています。

このように現代医学においても、病気の原因はすでに生まれる以前の胎児期に芽生えていることが判明してきているのです。生まれてからでは遅いのです。

更に、時間を遡った家系から受け継がれる獲得形質の問題もあります。かって、獲得形質の遺伝の可能性を考えた生物学者ジャン＝バティスト・ラマルク（1744〜1829）の説は、これまでは完膚なきまでに否定されていました。獲得形質は遺伝しない、というのが生物学のセオリーだったのです。

しかし最近になって、このセオリーを覆すような動物実験が相次いでいます。そして、「DNA配列の変化によらずに、遺伝子発現を活性化させたり不活性化させたりする仕組み」というエピジェネティクスという新しい考え方が誕生しました。

セントラルドグマ＝「DNA→mRNA→タンパク質→形質発現」では、遺伝形質の発現はＤＮＡ配列に規定されることになるが、現実の生命現象はそうではなく、ＤＮＡ配列によらない発現の変異、発現の制御機構が明らかになっています。ライフスタイル、食生活、社会的変化、環境汚染、また心理的な変化によっても、エピゲノムが変化する。私たちを形づくる遺伝子の分子構造は、どうやら思っていたよりも環境に強く影響を受けている。氏より育ちは本当のことだったのです。

今を生きる我が生命は、過去を背負い、未来に繋がっています。決して孤立した肉体だけの存在ではありません。今の貴方の身体が、精神が、生き方が7代先の未来にまで何らかの影響を与えているのです。私たちの先達は、このことを真に理解していた。だからこそ、日本には先祖崇拝が根付いているのです。

その象徴として墓があり、お盆供養があります。お盆に家族総出で迎え火をしてご先祖さまを家にお迎えし、送り火をしてお盆の期間に一緒に過ごした先祖の霊を送り出す。明治12、13年ころのお盆の風景を、「逝きし世の面影」渡辺京二（平凡社）より引用してみます。

数日前からお盆の準備が始まる。庭木、生垣を刈り整え、庭石を洗い床下まで掃き清める。畳もあげて掃除し、天井板、桟、柱、欄間など、すべてお湯で雑巾がかけられる。仏壇は行事の中心である。

仏壇には茄子や胡瓜で作った牛馬が供えられ、蓮の葉に野菜が盛られる。女中が「盆燈篭を高々に掲げる。火を灯すと、中の切紙が小鳥の群れが羽ばたくように揺れ動く。

黄昏には一家揃って大門のところで、二列に分かれて精霊を待つ。召使にいたるまで全員新調の着物を着てこうべを垂れる。街中が暗く静まりかえり、門ごとに焚く迎え火ばかり、小さくあかあかと燃えておりました。

迎え火が消えると仏前に戻り、なつかしい客を迎えた喜びに包まれながら額ずく。それから続く2日は町中がお燈籠で満ち満ちていました。……家の中は心愉しい空気に満たされ、わがままな業をする者もなく、笑いさえ嬉しげでした。それも、皆が新調の着物を着、お互いに作法正しく、お精進料理を頂いて楽しみあうことをご先祖さまも喜んでいて下さると思うからでございます。

精霊が家を去る日はいいがたい悲しさが胸に迫った。精霊舟を作って、世の明けぬうち川べりへ行く。鳥の啼く声のほか、辺りの静けさを破るものはありませんでした。すると、突如として朝日の光が山の端から射し出しました。待ち構えていた人々の手は一斉に舟をはなちました。……朝日はいよいよ光をまし、山の端を登りきる頃、川辺に頭をたれた人々の口から静かに深い呟きがおこるのでございます。さようなら、お精霊さま、また来年も御出なさいませ。おまち申しております。……

生命の受け渡し

生命で一番大事なこと、それは受け渡しです。次世代へ生命の質を向上させて。お金とか名誉、名声などでは決してありません。

「人間には、自分の生命よりも大切なことがある。

だから、守る。

そして、次へ、未来へ受け渡す。
それ故に、人間にだけ歴史がある」

貴方には、自分の生命よりも大切なものがありますか？
貴方は、自分の死で何を守りますか？
貴方は、自分の死で何を子供や孫に受け渡しますか？

死は単なる肉体の消滅ではありません。何故なら、人間には歴史があるからです。家系には、その家の歴史（ファミリーヒストリー）があります。死によって、家の歴史を紡いでいかねばなりません。死の継承のない家系は簡単に家運が衰退します。途絶えてしまうこともあります。それ故、死ぬ人間には責任があるのです。

死に様は、生き様に他なりません。いかに死ぬか、どのように死んでいくかは、その後に残る者たちにとってはとても大事なことです。やっと死んでくれたといった死に方では何も継承できません。子孫に災いの種を残してしまいかねません。

数年前に肝内胆管癌でわずか53歳で亡くなった天才ラガーマン・平尾誠二さんの死が娘さんにどのように受け渡されていったかを、ネット記事から以下に紹介します。

子どものころから父を尊敬していましたが、病気と闘う姿を身近で見て濃密な時間を過ごしたことで、尊敬の念はますます大きくなりました。同時に、わたし自身がこれからどういう生き方をすればいいか、父に問われているようで、深く考えるようになっています。いまは子育てが最優先ですが、いつか興味のある分野で自分にできることを見つけたい。

子どもに対しては、父がしてくれたように、「こうあるべきだ」と一方的に押しつけずに育てていこうと思っています。幼いときからひとりの人間として、この子を尊重してあげたい。そして、父の話を沢山してあげたい。

闘病中の父は、母やわたしに「迷惑かけてごめん」と決して言いませんでしたが、わたしの夫には「新婚なのにごめんね」と言葉をかけてくれました。対して夫は、父の病状が厳しいと泣いて話すわたしに、仕事で遅く帰宅して疲れていても「大丈夫だよ」と優しく応えてくれた。子育てにも積極的なよき父親です。

「本当にいい人だな。この人と結婚してよかった」心からそう思える人と家庭を築けたことが、父へのいちばんの親孝行だと思っています。


また、平尾誠二さんと母親の絆もまた凄い！抗がん剤の副作用で吐血をして緊急入院。医師から「2、3日しかもたない」と告げられる状態で、平尾さんの母親が病院に駆けつけた。

「あんた、どこへ行くんや？　あの世か？　あかん！　あの世に逝くときは、わたしに知らせてから逝きなさい。そうしたら、わたしが先に逝って、三途の川で引き戻す。

まだ死んだらあかん！」

この言葉をきっかけに、平尾さんは意識を取り戻した。翌日から状態はよくなっていき、退院できるまでに回復したのです。

平尾誠二さんと母親との魂からの強い結びつきと深い愛情、更にその死によって娘さんへと受け渡され、平尾家のファミリーヒストリーが未来へと紡がれていく。

家族とは、生計をたて一緒に生活して、寝食をともにするだけの場ではありません。体質や知恵などの受け渡しがあります。親から子へ、子から孫へと。仲良し親子だけではダメなのです。

例えば、会社に社訓があります。社訓のある会社は、不景気で倒産寸前まで追い込まれても持ちこたえることができます。一方、社訓のない会社は景気のよいときは調子に乗り、不景気になるといとも簡単に倒産に追い込まれてしまいます。社訓は、会社のＤＮＡなのです。会社の精神のバックボーンになっています。それ故、会社が危機に瀕したときに支える支柱となるのです。

これに似たものとして、家庭には家訓があります。一家の主である夫は家訓をつくり、妻は家風をつくります。夫は、仕事をして金を稼いで家族を養うだけでは足りないのです。家系のＤＮＡを受け継ぎ、知恵を磨き、次の世代に受け渡す責務があるのです。その象徴がお盆の墓参りなのです。先祖崇拝は我が国の長く続く風習であり、伝統文化ですが、その背景には先祖から脈々と受け継がれてきた家系のＤＮＡや血の問題があるのです。

しかし、かく言う私自身、父親が病気で倒れるまでのおよそ30年間実家にはまったく寄り付かず、墓参りなどしたこともありませんでした。戦後の自由教育を受けた私は、人間は自由で、他に干渉され束縛されて生きることはおかしいと考えていたのです。

親や実家など振り向きもせず自由気ままに生きていた私を見て、教育者だった父は、「戦後の自由教育は恐ろしい」と言っていたのを今でもハッキリと覚えています。そんな私が、父と母の死を看取ることによって気付かされたのです。日本人の知恵、伝統文化、慣習の奥深さに。墓、お盆のご先祖さまをお迎えすることの深い意味、意義を。

最近、「墓じまい」という言葉をよく耳にします。既に、その兆しは日本全国に出ています。墓なんて、前時代的な産物である。古臭く、手間暇のかかる墓などは今の時代には不要な存在である、と考えている人も多いことでしょう。

しかし、私は墓は受け渡しの象徴だと考えています。受け渡しがしっかり出来ている家系は、ご先祖を敬い、墓を大事にしています。

第三章

臨死体験　霊魂

生命とは何かとの問いに対しては、古今東西、人文科学や自然科学の分野から、さまざまな回答が試みられてきました。

一般に、生命について科学的な立場から回答が試みられたのは、近代以降のことであると思われていますが、じつはそうではありません。中世以前の古代に、すでに科学的な知識に基づいて、生命とは何かを答えた自然科学者がいました。その代表は、古代ギリシアのアリストテレスです。

アリストテレス以降、１９００年間は生命霊魂論が支配的であった

アリストテレスは、生命現象を「質量が形相として実現される過程」と捉え、それは三種類の「霊魂」によって営まれると考えました。「科学的な立場から」とされている生命現象の説明に「霊魂」が登場してくるので、少しも科学的ではないと思われるかもしれませんが、アリストテレス的な「霊魂」という概念を用いずに、生命現象を説明することは、当時は不可能であったのです。

近代以降においては、「霊魂」という概念を用いずに、生命現象を説明することが

可能になったのかというと、これもじつはそうではありません。近代以降においては、「霊魂」という概念をもちいずに、生命現象を説明することが「流行った」だけなのです。

それにもかかわらず、多くの人が、生命現象は物質の自己運動であるかのような印象をもってしまったのは、流行の表層しか見ることができなかったためだと言ってもよいでしょう。

近代は、人類に初めて大量生産、大量消費、大量廃棄をもたらし、そのことが「生命現象は物質の自己運動」論に、非常に悪く作用するということもあったようです。大量生産は、大量消費、大量廃棄をもたらすことになったのですが、大量生産をするためには、均一化された大量の需要が必要です。多くの消費者が同じようなものを欲しがる社会状況があって、さまざまなものが絶えず「みんなの欲しがる物」になる必要があるわけです。

そのような社会においては、物事を深く考える人間というのは、困った存在になります。一つのことを深く考える人間は、しばしばみんなとは違った考えや趣向を持ってしまうからです。マスメディアによって安価で大量にもたらされる情報を、いちいち判断したり、弁別したりしないで、ほとんどそのままに受け入れる人間が大量に育たなければ、ブームは起らず、大量生産はできません。多品種少量生産は、コストがかさみ利益を上げることが難しくなります。

そのような近代の工業化を実現するための必要も重なって、生命現象は物質の自己運動であるかのような印象を、多くの人がもってしまったわけです。

立花隆　NHKスペシャル「臨死体験　死ぬとき心はどうなるのか」

ジャーナリストの立花隆さんが、臨死体験について世界の研究者を訪ねながら、最新の研究成果を紹介していく様子をまとめた、「シリーズ 死ぬとき心はどうなるのか 立花隆〝臨死体験〟を追う」がNHKのBS1で、3夜連続で放送されました。前年、ＮＨＫ総合で放送された「死ぬとき心はどうなるのか」に未公開映像を加え、再編集されたものです。

膀胱がんの手術を受け、がん闘病中の立花隆さんは、脳科学の最先端を行く研究者を次々と取材し、彼らの研究成果をもとにして「死ぬとき心はどうなるのか？」という自分にとって切迫した問題を何とか解決しようと試みたのではないかと推測します。

マサチューセッツ工科大学の利根川博士をはじめとする研究者たちはいずれも、脳科学で明らかにされたことが真実であるという前提に立ち、脳から独立した心（意識）の存在を論外としています。意識研究の革命を起こしたとも言われているウィスコンシン大学のトノーニ教授は、「意識が脳内で生まれるメカニズムを解明することによって、将来は意識を持った機械を人工的につくることも不可能ではない」と語っています。

しかし、臨死体験を肯定する医師、研究者たちもいます。立花さんは、臨死体験者たちが語る、光輝く世界で全知全能の大いなる存在に出会うという神秘体験に大きな関心を抱きました。そして、神秘体験の脳内メカニズムを研究しているケンタッキー大学のネルソン教授を訪ねました。

立花さんは教授から研究成果の説明を聞いたあと、「いったい、どうしてそんなことが起きるのか？」と質問しています。

それに対して博士は「科学というのは、どのような仕組みなのかを追求するものであって、なぜそのような仕組みが存在するのかと問われても答えられない」と言っています。

ネルソン教授は、科学による脳の研究は脳の働きについての事実を明らかにするものであり、それは「死後の心（魂）の問題」とは別であることを述べたのです。

世界でもトップクラスの脳神経外科医のエベン・アレグザンダー博士の話はとくに興味深いものでした。博士は、細菌によって脳を侵され7日間、昏睡状態に陥りました。その間、脳の活動は止まり、生還できる確率は2％と診断されたのです。そうした状況の中で、臨死体験をしました。

徹底した唯物論者だった博士は、自分の臨死体験を機に「霊魂説」を認め、「脳が心を生み出すという考えは間違っている」と主張するようになったのです。エベン・アレグザンダー博士は、立花氏に自分の脳死状態のデータを示して「脳が働いていないときに体験したのだから、脳と心は別の存在だ」と断言しています。（エベン・アレグザンダー博士については後述）

立花さんは最新の脳科学の成果を認めながらも、さらなる答えを求めて、最後にムーディ博士を訪ねました。数十年ぶりの再会です。

ムーディ博士は１９７０年代に臨死体験者からの聞き取り調査をまとめ、それを世界で初めて発表し、一躍注目を浴びました。23年前、立花氏が取材したときムーディ博士は、「死後の世界が存在する証拠はない」と述べています。

しかしその後、うつ病にかかり自殺をはかって臨死体験をしました。それ以来、「死後の世界」を信じるようになったのです。

2人は久しぶりの再会を喜び、「死」や「死後の世界」について語り合いました。すでに死後の世界を確信するようになったムーディ博士は、「当時は死後の世界を認めず、他の説明をこじつけようとしていました。しかしそれは、死後の世界があるとは明確に言い切れなかったので、認めることから逃げていたのだと思います」と述べています。

臨死体験に関する見解は、大きく分けて2つあります。1つは、臨死体験は「脳がつくり出す幻覚・脳の産物」とする脳科学による見解（脳内発生説）です。そしてもう1つは、宗教で言われてきたように「肉体とは別に存在している心（魂）が、あの世との境界に赴いてその記憶を持ち帰る現象」とするものです。

番組の最後に、立花さんはこう述べています。

人間は死ぬとき、何を体験するのでしょうか？

死の向こう側には一体何があるのでしょうか？

もしかしたら何も無いかも知れないけれど、何らかの死後の世界があるのかもしれません。そういう人類の永遠の謎を追いかけて数ヶ月間世界を旅してきました。

三度の臨死体験をした木内鶴彦さん

世界的に有名な彗星ハンターの木内鶴彦さんは、過去三度の臨死体験を経験しています。22歳と55歳のときです。

一回目の時（22歳）は「上腸間膜動脈性十二指腸閉塞症」という大変珍しい病気でした。世界でも１２０例ほどしかなく、助かった人は一人もいないという非常に重篤な病気です。

二回目（55歳）は「冠静脈破裂」（私見では、食道静脈瘤破裂ではないかと考えています。本人に質してみたが、詳細は不明とのことでした）という病気で５，０００cc余りの吐血をして、心肺停止で病院に運び込まれました。このときに2回の臨死体験をしています。どちらの体験も心肺停止後、脳波停止状態が続いていたのです。

三度の臨死体験をもつ木内さんは、臨死体験には一次臨死体験と二次臨死体験があると述べています。

「私にとって臨死体験は、はっきりと2つに分けられます。すなわち、心臓が止まる前の洞窟や花畑の丘にいた体験、これを第一次体験とすると、心臓が止まったあと、意識だけになって時空を移動した体験は第二次臨死体験といえます。

一次体験のほうは、ぼんやりとした夢のような出来事でした。泥の中を這い回ったり、草を踏む皮膚感覚ははっきりあっても、頭のほうはぼうっとしたままです。でも第二次のほうは、まるで現実そのものです。肉体がないことだけを除けば、いまここでこうしている私自身そのものなのです。判断したり、思考したり、喜んだり、驚いたり……。ふつうに生活しているときのまま、時空を超えた世界を旅している感覚です」

木内さんは、この2つはあまりにもかけ離れた経験なので、「臨死体験」として一括りにすることはできないと言っています。

さらに木内さんは、実に興味深い臨死体験について語っています。死んだら、肉体は消え、意識だけになり、生きているときに当人が体験した情報はすべて膨大な意識に吸収されます。自分自身も膨大な意識に吸収されて大きな「我（われ）」の一部になっていきます。

脳をもつ人間や動物は、たぶんこの膨大な意識とつながって、そこからの情報を取り出しているのだと思います。

もちろん、人間は経験から学び、判断していることはまぎれもないことですが、そういう自分がある意味、膨大な意識の手足となっているようにも感じられました。膨大な意識の一部、といっていいかもしれません。　膨大な意識がタコ全体で、我々個人はタコの足についている吸盤のような感じです。

また、別な表現をするならば、宇宙全体のシステムを支配しているスーパーコンピューター、それが膨大な意識。人間の脳がコンピューター。目は小型カメラ。生きているときの人間の意識は、コンピューターである脳の映像を映し出すモニターテレビ、といった感じです。

自分というコンピューターの電源がオフになる――つまり死んだら、意識は脳からの映像ではなく、スーパーコンピューターから送られてくる情報を映し出します。

エベン・アレグザンダー医師（脳外科医）の事例

名門ハーバード・メディカル・スクールで長らく脳神経外科医として治療と研究にあたってきたエベン・アレグザンダー医師は、脳の機能が７日間停止してしまったにもかかわらず、明晰な意識を持ち続け「死後の世界」を克明に描いています。「プルーフ・オブ・ヘヴン― 脳神経外科医が見た死後の世界」（ハヤカワ・ノンフィクション文庫）から引用し、その幾つかを箇条書きにしてみます。

臨死体験をすることによってわかったことは、意識こそが、存在のすべてにかかわる唯一の実体である。

脳のフィルターを通して見えるものしか、わたしたち人間には見えていない。高次元の知識や体験を語る上で、言語や論理的思考を司る左脳の、分別や自我の意識を抱かせる部分が妨げになっている。

西欧文明は繁栄を築く一方で、霊魂という人間存在の重大な要素にかかわる側面では、世界に大きな代償を強いてきた。現代戦争、無差別殺人、無意味な自殺、都市環境の荒廃、環境破壊、深刻な気候変動、経済の二極化など、高度先端技術が落としている影は、かなりひどいものである。

なお悪いことに、やみくもに科学テクノロジーの進歩を追求する姿勢は、多くの人々から喜びや生きがいの充足を奪い、存在の永続性を視野に入れた巨視的な観点に立つことを忘れさせてしまった。

東京大学医学部救急医学分野教授の矢作直樹医師

東京大学医学部附属病院救急部・集中治療部部長で、東京大学大学院医学系研究科・医学部救急医学分野教授の矢作直樹医師は、最先端の医療現場で起きる不可解な現象を幾多も経験する中で「死」についての考察を重ね、独自の死生観を主題とした著作を発表し続けています。生と死が交錯する臨床の現場で、医師が体感した「命の神秘」について。「週刊現代」2013年3月16日号より幾つかを抜粋してみます。

寿命が来れば肉体は朽ち果てるが、霊魂は生き続ける。その意味で、人は死なない」という考えに至りました。つまり、人間というのは肉体とエネルギー体、いわゆる「霊魂」に分かれているとしか思えなくなったのです。

人間には霊魂がある、と言うと理解できない人がいることは百も承知です。しかし、これは過去に多くの患者を看取ってきた私の偽らざる実感なのです。

また、霊感が強い人は、死ぬ直前の人間の体から何かが抜け出していく、言い換えれば「見えない体」が肉体から出ていくのが分かるといいます。患者の臨終に何度も立ち会った私も、それは分かるような気がします。

言葉ではなかなか説明しにくいのですが、いわば肉体から何かが「外れかけている」感覚があるのです。早い方だと、亡くなる3日ぐらい前から少しずつ外れていき、遅い患者さんでも臨終の直前に外れるそうです。私はそれを、いわゆるあの世からの「お迎え」が来たのだと捉えています。

私は長いこと救急医療の現場にいて、様々な死を目の当たりにし、嘆き悲しむご遺族の姿を見てきました。しかし、死後も霊魂は消滅しないという考え方に立てば、亡くなった人はなんらかの自分の役割を終え、あの世で幸せに暮らしており、中には次の転生に備えている人もいることになる。この考え方に立ったほうが、遺族を含め、多くの人がより幸せになるのではないでしょうか。

霊魂は非科学的な存在？

霊魂を非科学的と言う人たちの論理の背景にあるのは、科学的に証明されていないことです。しかし、私たちの身の回りに現代科学で証明されている領域は果たしてどれぐらいあるのでしょうか？　例えば、宇宙を構成する要素の30％は物質で、残りは暗黒エネルギー（ダークエネルギー）だと考えられています。その中で、人間が認識している原子から成る物質は5％に過ぎません。

すなわち95％が未知の世界で、解明できているのはわずか5％に過ぎないと言われています。


この厳然とした事実を目の前にして、どれほどの人が霊魂は科学的に証明されていないから否定する、霊魂を説く人間は非科学的であり、信用できないと言えるでしょうか。医者が言う科学的とは自分たちが学んできたもの、そうでないものをエビデンスがないとか、非科学的と称しているようにしか私には思われません。

脳科学は現代の最先端の研究のひとつです。その最先端領域に、霊魂など取り入れる研究者は誰一人としていない。アカデミー界とはそういう世界です。たとえそれが真実であろうとも、アカデミー界を支配する科学の常識というものがあります。これからはみ出した研究はいとも簡単に抹殺されてしまう。名声や地位は言うに及ばずその研究生命すら危うくなってしまうのが実情です。

終末期医療・看取りの現場において、霊魂という疑念を取り入れたほうが遥かに患者さんは安らかに死を迎えることができるのなら、その概念は受け入れるべきです。エビデンスがないとか、その科学的根拠は？　などと批判するほうがおかしいのではないでしょうか。

人の死は、今の科学、現代医学ではその全体像を捉えることはできません。もっと情緒的であるべきです。文化の薫りがあって然るべきです。私の医療の根幹でもある整体創始者・野口晴哉師は、魂について次のような感想を記している。

「私はこの問題について落ち着いて考えたことはなかった。あってもなくってもどちらでもよいさ、と否定も肯定もしない。したがって懐疑もない。そういう気持ちでいた。

……

魂というものがもしあるとしたら、その故郷へのノスタルジャーがあるはずだ。

……

その有無は別として、私は魂によって生きたい。」

個人的には、私は霊魂の存在を信じています。否、確信しています。科学が万能という風潮の強い現代社会において、霊魂の存在はなかなか認められないとは思いますが、それでも私は霊魂の存在を主張します。魂を揺さぶる芸術とて、最初は前衛です。先駆的で、奇抜かつ受け入れがたく、批判の矢面に晒されます。

しかし、前衛はやがて古典になる。

霊魂

現代医学の発祥の地である欧米諸国では、キリスト教社会では、人の生き死はいまも神の領域です。また、霊魂についても否定はしていません。霊魂については「扱わない」「触れない」としているだけです。しかるに、我国においては余りに医療が死の領域に深く入り込んでいます。しかも、霊魂は正面から否定されています。

しかし、霊魂などない、死んだらゴミになるだけと主張する人でも、お盆になれば無意識のうちに仏壇やお墓の前で手を合わせます。私たち日本人には、「霊魂」の概念を看取りの現場に持ち込むことにそんなに抵抗はないのではないでしょうか。

霊魂という概念が医療の現場から消失したのはいつ頃からなのだろうか？　医の文字は、「毉」→「醫」→「医」と変遷しています。文字のもつ意味を考察し、医の変遷を辿ってみます。

毉の左上方の「医」は弓矢を入れた箱、右上方は「殳」は槍、土台の「巫」は天地をつなぐという意味です。古代においては、医療と宗教的儀式は表裏一体で、巫女が呪術によって癒していたであろうことが推測されます。また、鏃などを使った今で言う鍼治療のような医術が行われていたのではないでしょうか。

その後、「毉」は「醫」となった。酉は酒を意味します。いろいろな薬草をアルコールで抽出して、いわゆる、エキスとして水薬をつくった。更に、水分を蒸発させて結晶化し、純度の高い、丸薬へと。これが薬物療法の元祖となったことが推測されます。そして、物質一元論による現代医学においては薬害事件を引き起こすに至った。睡眠剤、サリドマイド児事件、整腸剤キノホルムによるスモン病等々。

医の本来の姿、それは霊魂の医学・気の医学・肉体の医学の三位一体にあったことが分かります。それが時を経るにつれ、霊魂は宗教、気は東洋医学、肉体は西洋医学へと分岐発展してきたのです。

野口晴哉師の最後を看取った妻の野口昭子さんは、「回想の野口晴哉朴歯の下駄」(全生社)のなかで次のように記しています。

「私は、先生(夫の野口晴哉のこと)が私に遺してくれた最大の教えは、あの亡くなる二日前に、はっきりと示してくれた魂の離脱だと思っている。

あの時、私は何故一人きりで離れて座っていたのだろう。先生は何時もの椅子に斜めに腰かけて、陶然と何を夢みていたのだろう。微かな笑まいさえ浮かべて……。

その時だった、すうっと一筋の白い煙のようなものが先生の背後から立ち昇っていったのは。
死とはこういうものさ。
私は今でも、先生がそう語りかけているような気がする」

生きているということは、魂魄が合体していることであり、死とはその分離です。魂は天に昇る霊、魄は白骨として土に還っていく霊です。人間が死ぬと、頭頂部から魂が抜け出ます。銀色のひものように見えることからシルバーコード（銀色のひも）と呼ばれています。野口晴哉師が亡くなる二日前に、夫人の野口昭子さんが見た「背後からすうっと立ち昇っていった一筋の白い煙のようなもの」、これがシルバーコードです。

現代医学は肉体に余りに偏重しています。目に見え、手で触れ、数値化できるもの以外は非科学的として批判、否定して、排除します。霊魂の存在などはその最たるものです。

しかし、霊魂は実存すると考えたほうが自然です。近代科学が発達するまで、皆、霊魂の存在を信じて疑わなかった。お盆には、ご先祖様の霊魂を向かい入れ、仏壇に祭った。今でもその風習は根強く残っています。霊魂の存在などは絶対信じないと言う人でも、お盆になる無意識に仏壇の前で手を合わせているのではないでしょうか。

霊魂といった形而上的な神話のような世界は、現代の私たちにはなかなか分かりづらく今一つピンときません。しかし、形而上のことは形而下に派生します。形而下の意味することを理解することによって、形而上も実感をもって理解することができるようになります。


例えば、仏教における「無」「空」「有」という概念がありますが、これなども何となく判っているようでよく判らないですよね。やたらと、「無」になれとか、心を「空」にしなさいと口では言いますが、その意味を正面切って質問されると答えに窮してしまいますよね。

それは、形而下で実感をもって理解できていないからなのです。「無」「空」「有」といった形而上的概念を判りやすく理解するために、女性の子宮に例えてみます。

初潮前の子宮が「無」、初潮後の生理が始まり妊娠可能な子宮が「空」、妊娠した子宮が「有」となります。「無」は生命を絶対に宿すことのできない子宮のことです。「空」は生命を宿す働きを有しているが未だ妊娠していない子宮です。陰陽が交流する空間です。男女という陰陽が交流してはじめて妊娠が可能となり、生命が誕生します。「有」とは、当然、妊娠した子宮です。

第四章

死の文化　死生観

知識、知恵、叡智

知識と知恵、それに叡智はどのように違うのでしょうか？　実感を込めて納得のいく答えはあるのでしょうか？　まず、知識と知恵の違いをネットで調べてみます。

知識の意味は、何かについて知っていることを表します。例えば、自動車に乗っていて、よそ見をして、結果として事故を起こすとします。当たり前のことですが、「自動車を運転中によそ見をすると危ない」ということが分かります。他にも、授業などで計算の解き方や特定の公式を学んだり、歴史の年号を暗記したりしますね。このように、様々な経験を通して知った事実やその内容のことを「知識」と言います。

一方、知恵は、道理を判断し処理する能力とあります。一般にものごとを識別し、統合する心のはたらき。知恵は現実のさまざまな現象を識別するとともに、それを統合して理解するはたらきであるために、現実の感覚的なはたらきを超えて、全体を把握する超越的な意味も含んでいる。仏教では知恵をものごとの識別に使われる智（ジュニャーナ）と、統合的で識別的な機能を超える般若の智慧（プラジュニャー）

とに分けて考えた。

何か分かったようで、今一つピンときません。その理由は、頭で考えた理屈だからです。身体的に捉え直してみると、以下のようになるのではないかと思います。

知識とは、頭で処理して得た単なる情報です。知恵とは、得た知識を腑に落としたものです。日々の体験に裏打ちされています。それ故、実感を込めて理解することができ、かつ応用することができます。知識を振りかざすとは、単なる「物知り」のことです。一方、知恵とは、「あの人には知恵がある」「知恵のある人だ」という表現があるように、知識よりは上のランクに位置しています。

知識は増えれば増えるほど、迷いが生じます。一方、知恵には迷いはありません。山積する目の前の諸々の問題を的確に解決することができます。現在、問題を解決するときに、政府はよく「知識人に聞く」という作業をひと手間加えますが、知識人では問題を解決することはできません。更に、問題を複雑化するだけです。政府はこのことを知っているのでしょうか？　それとも、国民を納得されるための単なるパフォーマンスなのでしょうか？　きっと、後者なのでしょう。

現在、余りに知識へ偏重しています。知恵のある人がいません。否、実際にはいるのでしょうが、そのような人が発言する場所がありません。知恵のある人が、その知恵を発揮するポストを与えられていません。それとも、浅知恵を振りかざす輩が多すぎるので、余りに馬鹿げているので、知恵のある人は発言を控えているのかも……。


では叡智とは？

叡智の意味をネットで調べてみると、深遠な道理をさとりうる優れた才知、哲学で物事の真実在の理性的・悟性的認識。また、それを獲得しうる力となります。

これまた、ピンときません。このような解釈では、私には何のことだかよく理解することができません。身体感覚的に捉え直すと、叡智とは、時間の壁を破った知恵の集合体となります。それ故、「人類の叡智」「叡智の結晶」などと表現されているのです。


時間の壁を破るとは？

単なる流行りものは一時的なものですが、優れた芸術作品は百年後、千年後にも残ります。語り継がれ、評価されます。時間の壁を破ったが故に、後世に語り継がれていくわけです。知識を身体でろ過したのを知恵とするならば、叡智は知恵を更に長い時間によってろ過されたものです。知恵にはまだ個という色や歪みがありますが、叡智にはそれは一切ありません。人類共通の遺産です。

なぜこのような話を持ち出したかというと、今現在、人間の死というものを余りに知識で解釈し過ぎていると思うからです。知識を優先させると、迷いや混乱を招きます。先人たちの知恵でもって、日本人が培ってきた叡智でもって、今一度、死というものを捉え直す必要があると考えるからです。

死の文化

そもそも、日本には死や老いの文化もないほど低い文化の国だったのでしょうか？

幸いにも、今から１５０～１６０年前の幕末から明治初期にかけて来日した欧米の異邦人たちの記録が残っています。彼らの眼には当時の日本はどのように映っていたのか、「逝きし世の面影」渡辺京二（平凡社）から引用してみます。

「日本人の死を恐れないことは格別である。むろん日本人とても、その近親の死に対して悲しまないというようなことはないが、現世からあの世に移ることは、ごく平気に考えているようだ。彼らはその肉親の死について、まるで茶飯事のように話し、地震火事その他の天災をば茶化してしまう。……

私は長崎の町の付近で散歩の途次、たびたび葬儀を見た。中にはすこぶる著名の士のそれさえ見たが、棺は我々の考えでは、非常に嫌な方法で担がれ、あたかもお祭り騒ぎのように戯れていた」

「死は日本人にとって忌むべきことでは決してない。日本人は死の訪れを避けがたいことと考え、ふだんから心の準備をしているのだ」

「いつまでも悲しんでいられないのは日本人の際立った特質の一つです。生きていることを喜びあおうという風潮が強いせいでしょう。

誰かの言葉に『自然がいつも明るく美しいところでは、住民はその風景に心がなごみ、明るく楽しくなる』というのがありましたね。この国の人たちがまさにそれで、日本人はいつのまにかそういう自然に感化され、いつも陽気で、見た目によいものを求めながら自分を深めてゆくのです」

また、日本人が死者に対して敬虔な追慕の情を抱いているのは墓地を見るとわかった、と初代駐日英国公使オールコック（１８０９～97）は言っています。

「日本の墓地は、かれらの宗教のなかではもっとも注目にあたいし、かつまた心地良いものがあって、死者のいこいの場所にたいしてわれわれが当然いだく神聖な感じともっともよく調和している」

「数人の老人が手に手に灌木の小枝を捧げて墓に近づき、恭しく墓前に置く姿は、見ていて大変に美しい光景であった」

欧米人が驚くほど、死を大らかに受け入れ、安らかに死を迎える「死の文化」が見事に花開き、社会に根付いていたことが分かります。しかるに、今現在のこの状況は？　わずか150〜160年の間に、なぜこのように変貌したのでしょうか？　日本は、死の文化すらないほどの低文化国家になり下がってしまったのでしょうか？　死を怖れ、拒絶するような愚かな民族になり下がってしまったのでしょうか？

アメリカによる戦後の統治戦略だという人がいます。その国を支配しようとしたら、その最も有効的な方法がその国の文化を破壊することだそうです。確かに、今の日本の現状を見る限り、その戦略は見事に成功していると言えるでしょう。

日本人の自然観　死生観

近代日本の代表的な自然科学者であり文学者でもあった寺田寅彦は、1930年代に「天災と国防」「日本人の自然観」というエッセーを書いて、次のようなことを言っています。

第一、文明が進めば進むほど天然の暴威による災害はその激烈の度を増す。

第二、日本列島は西欧に比べて地震、津波、台風による脅威の規模がはるかに大きい。

第三、そのような経験の中から、自然に逆らう代わりに、従順に首をたれる態度が生まれ、自然を師として学ぶ生き方が育まれた。

その結果、日本の科学も自然を克服するという考え方からは離れ、自然に順応するための経験的な知識を蓄積することで形成された。さらに、このような自然への随順、風土への適応という態度の中に、仏教の無常観と通ずるものを見いだした、と寺田寅彦は指摘しています。

この地上に永遠なものは一つとしてない。形あるものは必ず滅び、人はやがて必ず死ぬ。この人の世を無常と釈迦は説いたが、日本では日本的風土の中で無常は情緒的な変容を遂げています。さらに死ですら、情緒的にとらえたのです。

風の匂いを感じ、季節の色が緑から黄色に変わりゆくさまに魅せられ、移りゆく四季折々の自然に囲まれて生きた私たちの先祖は、夏から秋への移りゆく狭間に秋口という身体的な季節までをも敏感に感じ取っています。このような繊細な感覚をもった私たち日本人は、西欧的な論理、近代的合理精神には馴染みにくいのではないでしょうか。

しかし、論理性と日本的な情緒を見事に統合した数学者がいます。岡潔（明治34年〜昭和53年、奈良女子大学名誉教授）です。孤高な天才数学者・岡潔は、大学での最終講義で次のように述べています。

「大宇宙は一つの心。情といってもいい。情の2つの元素は、懐かしさと喜び。花が咲いて蝶が舞う。どうして蝶には花が咲いていることがわかるのか。つまり、それが情緒が形となって現れるということ。花の情緒に蝶が舞い、蝶の心に花が微笑む。情には情がわかるのだ」

「大宇宙は一つの物ではなく、その本体は情である。情の中には時間も空間もない。だから人の本体も大宇宙の本体にも時間も空間もない」

精神が狂ってしまうほど数学的真理を探究し尽くした天才にしか言えないこの岡潔

の言葉を、エビデンスに固執し、思考回路が束縛された秀才の多い医師たちはどう受け止めるであろうか？

早川友久（李登輝 元台湾総統 秘書）さんは、日本人と中国人の精神性の違いを台湾の民主化を成し遂げた李登輝元総統の言葉として以下のように紹介しています。「未知生、焉知死（未だ生を知らず、焉んぞ死を知らん）」『論語』の中のこの有名な一文を、氏はごくシンプルに「まだ生について十分に理解していないのに、どうして死を理解できるだろうか」と解釈し、ここに日本人と中国人の精神の決定的な差があると述べています。

日本人は「死」を大前提として、限りある生のなかで如何にして自分はこの生を意義のあるものにしていくか、はたまたどれだけ公のために尽くすことが出来るか、という「死」を重んじた精神性を有している。

一方で、中国人の精神性は「まだ生について理解できていないのになぜ死を理解できるか」と正反対です。そのため、生を理解するために生を謳歌しよう、という発想が出てくる。「死」という限られたゴールがあるのであれば、それまでにめいっぱい生を堪能しようという考え方です。

こうした論語的な発想があるからこそ、中国では「いまが良ければそれでよい」「自分あるいは家族が良ければそれでよい」という自己中心的な価値観や拝金主義がはびこる原因になったのではないか。「死」を前提とし、「いかにして公のために」という日本人的な発想とは根本的に異なる」

昔から日本人は、人生とは儚いものであることを悟り、死ぬと清らかで、万物を超越した存在になる。また、善人も悪人も、死ねば潔白で、みんな「仏」になると考えてきました。死を敗北としてではなく、生の延長線上に大らかにとらえました。

しかるに、今日の日本の看取りの現場の惨状は……。多くの高齢者は死生観ももたずに、死を前にして狼狽えて医療に依存し切っています。李登輝元総統が感じた日本人像とは大きくかけ離れていることは明らかです。この現状を多くの日本人はどのように思っているのでしょうか?

日本人ってこんなに愚かな民族なのか、死の文化すら持ちえないほどの……と、私は義憤すら覚えます。

野口晴哉師の死生観

生と死を、野口晴哉師ほど的確にとらえた人を他に私は知らない。以下に、師の言葉を幾つか紹介します。


「生き切った者にだけ　安らかな死がある」

「生の尊いのは　死の厳粛なためだ」

「生は　いつも死によって輝く」

「死に怯える人がいる。

その人の生に　輝きなきためだ」

「生あるが故に　死あり

死あるが故に　生ある也
何れにせよ　自然の要求也
之に順応すべし　覚悟すべし
生死別ならずして一也」
「人の死ぬことを知って生きる者は、いつも人生に誠実である。
人はいつか死ぬことを覚悟して生きる者は、養生の人である」

極めつけは、死の4日前に胸部禁点という鳩尾の少し下に硬結が現れることを見つけたことです。この部位に硬結が現れると、事故であろうと、病気であろうと、何であろうと、その4日後には必ず亡くなります。しかし難点が一つあります。それは、誰でも触って分かるものではなく、名人芸を要することです。名人芸は科学的再現性がないので、現代医療からは認められないとは思いますが……。

このことを知っていた私は、歌手の島倉千代子さんが死の3日前に録音した「からたちの小径」には大変に驚きました。死の3日前ということは、もう死の徴候がその身体には刻まれていいます。「あの世」に片足を突っ込んだような状況下で、島倉さんは「からたちの小径」を歌ったのです。まさに、奇跡です。

三人の恩師

私には三人の偉大な師がいます。一人は、先ほどからその名が出てきている私の医療の根幹をなす野口整体創始者の野口晴哉師です。

面識は一切ありません。私が師の存在を知ったのは亡くなった後です。遺された書によって、私は実に多くのことを学びました。私が勝手に師と仰いでいるだけで、

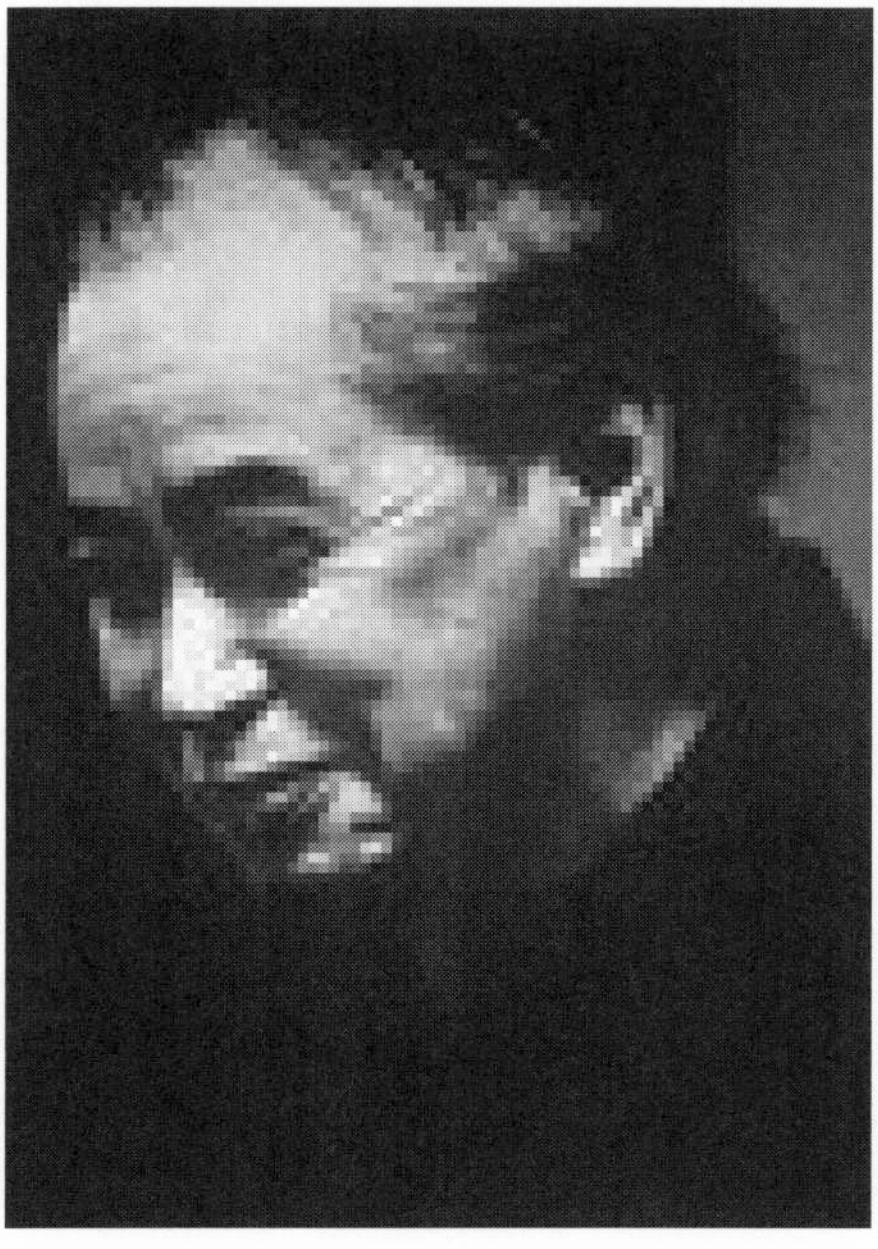

生前の野口師は私の存在は勿論のこと、私の顔すらご存知ありません。

二人目は、沖縄在住の真幸クリニック院長上原真幸先生です。平成20年に71歳で物故された。天才は世に出ないと言うが、上原先生はまさにその典型のような方でした。

「生命なくして神はない」

「生命を説かずして、神を説いてはいけない」

「俺は、最後の野生だ」

上原先生の口癖でしたが、世間や社会の常識にはまったく染まらない野生の人でしたが、同時に研ぎ澄まされた直観力と子供のような素直さ、類い稀な頭脳の持ち主でもありました。

上原先生を中心とした数霊勉強会が、沖縄の某酒場で月に一度ありました。主要メンバーは7名ほどで、医師、大学教授（後に琉球大学学長に就任）、証券会社社長、高校教師、武道家など多彩でした。時折、ゲストが来て、酒を酌み交わしながら皆で、医学から哲学、宗教、芸術、文学、武道、政治、経済、世界情勢とあらゆる分野の話題を喧々諤々と夜遅くまで、時には明け方まで激論を交わしました。そして、その背景にある数霊理論を上原先生から学びました。

私にとって、この場なくして今日の私はない、と確信をもって言えます。それほどに、大事な学びの場でした。この月に一度の学びの場を、「酒場大学」と上原先生が命名しました。また、竹林の七賢人、学問は遊学であるとも。

上原先生に学んだ数霊理論によって、私が独自に開発した「ＮＡＭ治療」は大きく飛躍しました。今日では、生命の根幹から

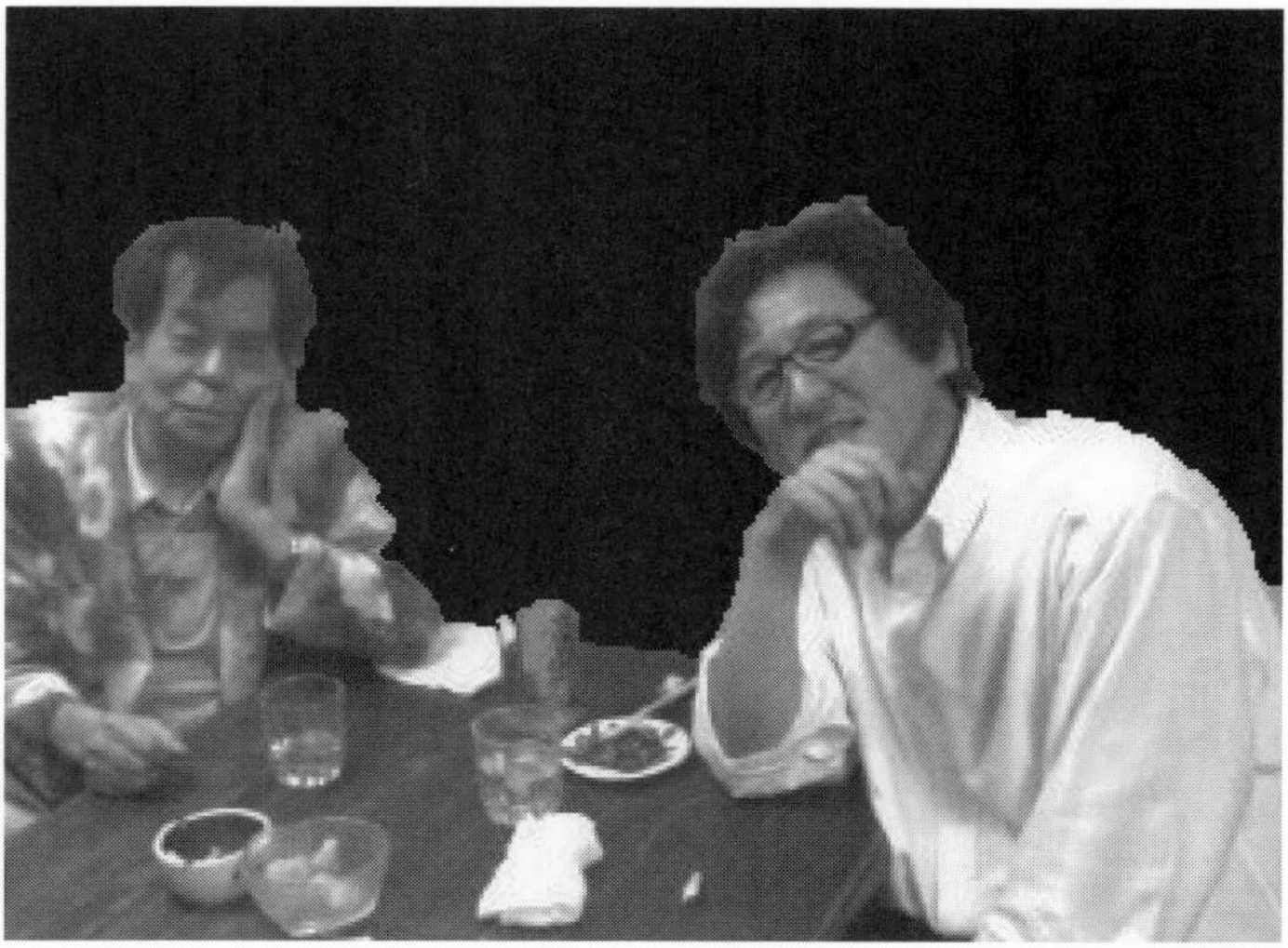

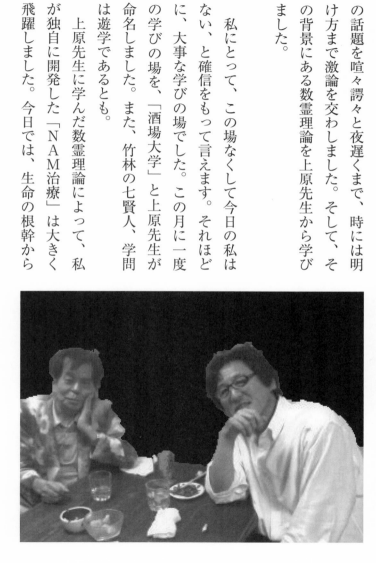

癒す治療が可能となってきました。「NAM治療」の詳細は別の機会に譲りたいと思いますが、簡単に説明すると、「ツボ」に雷や波、台風などの自然音を電気信号に変換した微弱電流を通電する未来型の鍼治療です。私の数霊理論の理解が深まるにつれて「NAM治療」は飛躍していったという経由があります。

三人目は、宮沢秀明工学博士です。宮沢先生は、島津中央研究所の初代研究所長、山岡発動機工作所（今のヤンマー）でディーゼルエンジンなどの開発を手掛けられ、最後は「宮沢研究所」を自らの手で立ち上げられました。宮沢先生によって、私は物理学的なものの考え方を学びました。

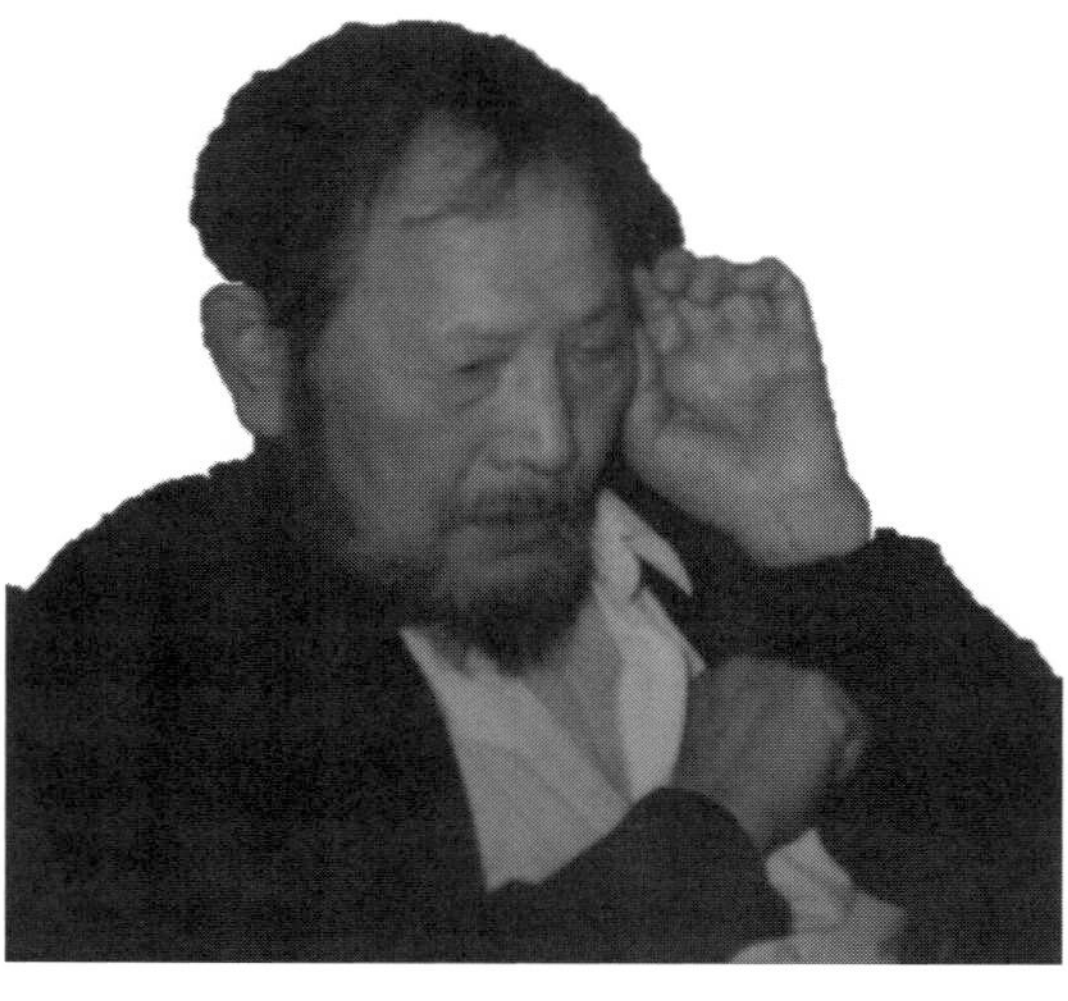

宮沢先生は、上原先生同様に常識には馴染まない野生の人でした。研ぎ澄まされた直観力と類い稀な頭脳で多くの発明品を世に送り出しています。その代表的なものに「無動力ポンプ」があります。英語では、「Ganga Din」と翻訳されています。このポンプは、石油や石炭といった化石燃料などを一切使用しなくて、水の落差のみで水を地上十メートル以上揚げます。

医者に成り立ての頃に、或る人から宮沢先生を紹介され、初対面にも関わらず、私は宮沢先生に随分と気に入られました。その理由は、私のもつ旺盛な好奇心にあったようです。私は連日のように宮沢先生が寝泊りしている東京の代々木の昔の宮沢研究所の寮の一室に通い多くのことを学びました。今尚、私の記憶の中に残る宮沢先生の名言の幾つかを以下に紹介します。

「理屈がついたから正しいのではない。理屈は後からどうでもつけられる」

「最初の直感が大事だ。直感のずれた研究からは何も生まれない」

「能力の源泉は好奇心である」

「主観の世界はブレーキの効かない車のようなもので、どこまでも果てしなく暴走してゆく。冷静さを忘れ、熱く主観の世界を暴走させれば混迷の世界に迷い込む。知的生物である人間にとっては余りに未熟な行為である。

一方、客観に偏ると、味気ない何の潤いもないカサカサした世界となる。これまた、興ざめである。主観と客観の程よく混ざり合った世界にこそ真理がある」

「要は只、己れの仕事に誠意と精魂の限りを尽くし其の情熱を燃やし続ける事だ。此の時、すばらしい霊感が無限の果てから貴方を訪れるであろう」

私がとくに気に入っているのが次の言葉です。

「不安定というのは、物理学的にみればエネルギーが大きいということである。エネルギーは不安定が安定になろうとする働きに他ならない。不安定であればあるほど、逆にエネルギーは大きくなり、不安定こそエネルギー発生の源といえる。プラス・マイナスの符号は何ら問題ない。後から、どうにでもなる」

親鸞聖人の悪人正機説に通じます。凡人に比べて悪人はエネルギーが大きい。マイナスの符号がプラスに変換されると、その大きなエネルギーで凡人には決して真似のできない偉業をやってのけるのです。

また宮沢先生は、「自然は変化を好まない」ともよく言っていました。研究に行き詰ると、必ずこの原点に立ち戻ったそうです。

自然が変化流転するのは、「自然は変化を好まないが故に変化して止まない」、これが真相なのです。この宮沢先生の自然への理解は、中国の古典にある「天行健」の考え方に通じます。

晩年、宮沢先生は言われた。

「三角さん悲しいけど、人間は一人では死んでいけない」

この言葉は、今なお私のこころの中に強く残っています。終末期医療のあり方、死へと旅立とうとする患者の魂と医者はどのように向かい合うべきなのか、という課題を宮沢先生から突きつけられた。宿題を貰ったように思っています。

ゆりかごから墓場まで

現在、人生の初め（出産）と終わり（死）に現代医療が過剰介入しています。その結果、自然なお産、枯れるような安らかな死ができなくなっています。せめて、出産と死だけは自然でありたいものです。その背景に、文化の薫りを嗅ぎたいものです。

お腹のなかの赤ちゃんが出たいと思ったときと、お母さんの身体の産む準備が整ったときが合致したときに生まれるのが自然です。無理やり陣痛促進剤や帝王切開までして産まされるのは、自然なお産ではありません。しかしそうはいっても、自然のお産ができるような身体が整った妊婦さんが最近では少ないのもまた事実です。産婦人科医の苦労もよく理解できます。

完熟した果物は実に甘くておいしいですよね。それは、機が熟したものは生命エネルギーが満ち溢れているからです。お産もそうではないでしょうか。

ところで、身体はどこから老化が始まるかご存知ですか？　私たちの身体はトポロジー的には2つの穴の開いた球体とみなすことができます。2つの穴？　それは、口と肛門です。この上下の2つの穴から老化が始まります。

具体的には、口輪筋や舌の筋力低下、歯周病、歯が抜ける、唾液の量と質の低下、口腔内の活性酸素の増加、会陰部の邪気の停滞、肛門の括約筋や排泄力、勃起力の低下などです。このことを昔の人は、「ハ・メ・マラ」とコミカルに表現しています。ハは歯、メは目、マラは男根の勃起力、つまり老化は最初に歯にきて、目や生殖能力が次第に衰えていくと。

身体の老化予防は、入り口と出口の2つの穴の老化を阻止することに尽きます。同様なことが人の一生についても言えると思います。それが、「子育て」と「死」です。そしてまた、現代の日本社会が抱えている山積する多くの難問と子育てと終末期医療の混迷は決して無関係ではないのです。「子育ては楽しい」と「安らかな死」を実現することは、日本再生の起動力になる、と私は確信しています。

子育ての多くの問題を解決する有効的な方法を、私は独自に開発しました。それが、子供のツボに母親の心音を聴かせる心音セラピーです。心音セラピーは、母子の絆を強くして子供を元気に、母親は子育てが楽しくて仕方なくなります。心音セラピーは、子育て文化を文明にしたともいえるでしょうか。その詳細は、拙著「心音セラピー」（KKロングセラーズ）にて。

島倉千代子　死してなお人々を癒す

２０１３年11月に肝臓がんで死去した歌手、島倉千代子さん（享年75）の遺作「からたちの小径」は、亡くなる3日前に自宅でレコーディングされた最後の新曲です。作詞は喜多條忠、作曲は南こうせつ。まさに命を燃やして吹き込まれた、最期の輝きのような一曲です。告別式の場で初めて流され、反響を受けて緊急発売されました。

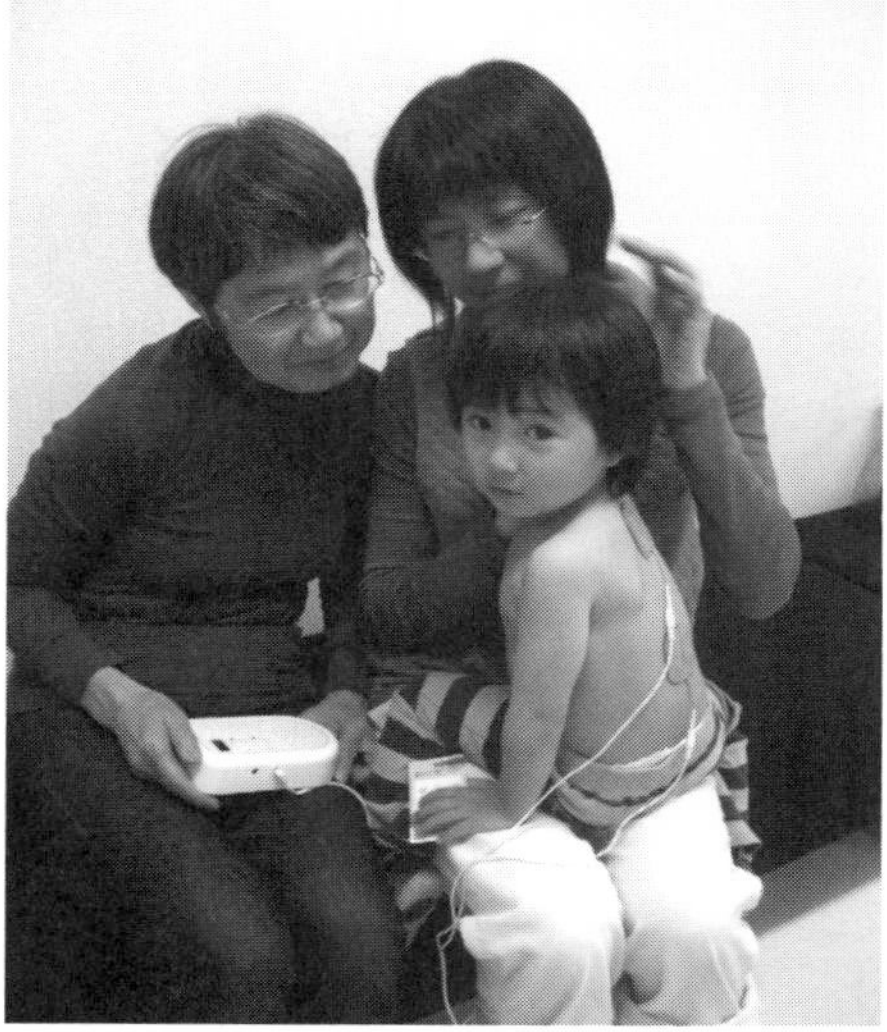

シンガー・ソングライターの南こうせつさんは、「自分の人生を振り返ってみて、また歌手としてふり返ってみて、今までの集大成のような歌です。島倉さんご本人も歌い継いで欲しいと言ってくれました。

また、コンサートで歌うと、ファンの皆様から、こうせつの声で聴きたいと背中を押されて、自然な流れでレコーディングに進みました」とコメントしています。

私がこの歌に強く興味惹かれたのは、亡くなる3日前という数です。なぜなら、人は亡くなる4日前から身体にその前兆が現れることを知っていたからです。つまり、亡くなる3日前ということは死の前兆がその身体に刻まれていたことになります。そのことは、既に死の世界に片足を踏み込んでいたということになります。

このように考えた私は、早速、そのCDを買い求め、聴いてみました。まさに、魂の歌声でした。何の衒（てら）いも力みもなく、生命の残り火で淡々と歌っていました。

「この曲は、この歌声は、患者さんの心の奥底に、魂に響くに違いない！」

こう直感した私は、早速、患者のツボにこの曲を流してみました。ストレスで身体が疲れ果てている人、人間関係で悩んでいる人、処理できないほどの怒りや悲しみの感情を押し殺して体調をこわしている人などに。この治療をおこなうとき、私のこころの中には次のような島倉さんの声が聞こえてきます。

「確かに、生きることは苦しいわね。いろんなことがあるものねぇ……。現に、私にもたくさんあったわ……。

でもね、あなた

クヨクヨしても何も始まらないわよ

生きていることは素晴らしいことよ

さあ、元気を出して！

そして、笑顔で明日に向かって頑張りましょうね」

治療を受けている人には、彼女のこんな声がその魂に、潜在意識の奥底に響いていているに違いない。「からたちの小径」は、自らの人生を生き切った島倉さんへの神様からのご褒美であり、人生の艱難辛苦を乗り越えた島倉さんからの今に生きる私たちへの応援歌そのものです。

今現在、心身ともに疲れ果てた人（とくに女性）に使っています。また、死の近づいた高齢者の治療にも使っています。安らかに死を迎えられるように、その魂に響かせる目的で。

突然、家を出た父・藤村俊二……
晩年の闘病を支えた長男が「父親を許せた」瞬間とは

ネット検索していると、「おヒョイさん」の愛称で親しまれたタレントで俳優の藤村俊二さんの最後を看取った長男の亜実さん（52）の記事を見つけました。たいへん感動したので、その一部を紹介します。

自分たちを捨て、勝手気ままに生きてきた父を許せた瞬間について、息子の亜美さんは次のようにコメントしています。

困ったのは食事です。普段から好きなものしか食べなかったためか、病院食をあまり食べません。許可を得て、試しに私が食べさせてみると、ほぼ完食してくれました。安心しきった子どものように、大きな口を開けて食べる父。その表情を見て、「あ、いつまでも悲しみや怒りを抱えていても仕方がない」と思いました。心の奥に残っていた思いが、雲が晴れるように消えていった瞬間です。父を許すことができてからは心が自由になり、どんな介護でもできるようになりました。

父を完全に憎むことも、忘れることもできず、苦しみながら生きるのはつらかった。親子の関係は人それぞれでしょうが、父が亡くなる前に本来の関係を取り戻せたのは幸せなことでした。そのおかげで、父の死を覚悟することもできた。許すことは、自分のためなのだ。そう思えるようになりました。

自分たちを捨てた父親の最後を世話する息子の亜実さんの心境はさぞ複雑だったに違いありません。そして、随分悩んだことでしょう。なぜ、こんな身勝手な人の最後の世話を自分がしなければいけないのか、でも捨てきれない、捨てるわけにはいかない……。

こんな複雑な息子さんの心境を一変させたのが、父親である藤村俊二さんの子供のように無条件で息子さんを慕う笑顔です。この子供のような笑顔が、息子さんの琴線に触れたのです。

大人になって、子供のような笑顔はなかなかできるものではありません。話は少しそれますが、退職後に夫がこれまでの罪滅ぼしにと妻にどこか二人で旅行にでも行こうと誘うと、「あなた一人で行ってください。私は仲良しの友達と行きますから」という冷たい返事が妻から返ってきます。この予期せぬ妻の返答に戸惑った男性諸氏は以外に多いのではないでしょうか。

その後、定年後の離婚にまで事は進むか、このまま冷えきった夫婦関係を続けていくか、どちらにしてもイバラの道……。夫に残っているのは、仕事に追われ、仕事に流された日々の生活のつけだけ（弛んだ皮膚、ポッコリお腹、白髪の混じった薄くなった頭、老臭、サラリーマン時代に染みついた愛想笑い、酒を飲むと口から出てくる溜息、お茶をズーズーとすする音、愚痴、他人の悪口等々）。

身に覚えのある男性諸氏は多いのではないでしょうか。退職後、悶々と一人孤独に生きているのが嫌でしたら、その解決法を一つ伝授しましょう。それこそが、藤村俊二さんが世話する長男に見せた少年の笑顔なのです。

少年のような笑顔で、「ごめん。許して」と言えるかどうかです。もし、言えたなら、「もうしょうがないね、本当に」と笑顔で奥さんは許してくれるのではないでしょうか。保証はできませんが……。

その点、藤村俊二さんはすごい！年老いて、人生の最後で息子さんに対してそれが出来たのですから。自分に素直に生きてきたからだと思います。また、そのような笑顔にさせた息子さんもすごい！父への深い愛情・思いやりがあったればこそです。

藤村俊二さんの親子の逆のパターンが、子供が親の世話をするのは当たり前かのごとくに、世話する子供に対して愚痴と不平不満ばかり言う親の介護するケースです。親が死んだときは口には出さないが介護した子供はほっとすることでしょう。

やっと死んでくれた、と。

野口晴哉師の心に残った死

平素、いつ死んでも悔いはない、死の覚悟はできている、と言う人は多くいますが、いざ死が近づくと前言を忘れ、慌て騒ぐ人たちが殆どです。なかなか見事な死にはお目にかかれないものです。野口晴哉師は何千人か死に際の人にあったのに、心に残ったのはわずか男性が四人、女性が一人だったそうです。その中の３人の死に際を、「大絃小絃」（全生社）より抜粋してみます。

◇　◇　◇

八十何歳かの時、電車から飛び降り損ねて背を打ち、それが基で病臥した。私が見舞うと、「先生、助かりそうですか」と言う。


「今度は駄目でしょう」

「何とかなりませんか」

「むつかしい」

「あと幾日くらい」

「一週」

「三週くらいになりませんか」

「むつかしい」

「困ったな。それは忙しい。さっそく始末しなくては」と。


その後一週、家より電話があって曰く、「家のおじいちゃんが散歩に出るから出入り口を掃除しておけ、と申します。この体じゃ散歩は無理だろうと、止めましたら、俺は行きたくはないんだが先生が散歩に出ろと言われるのだから仕方がないじゃないか、今日は出るよと申してききません。先生は本当に散歩に出ろと申されたのでしょうか。少し無理じゃないですか」と。

「別に散歩しろとは申しませんでしたが、今日辺り死ぬだろうと申しましたよ」

「アッ、それだ」と受話器をおいて病室へ走ったら既に息絶えていた。

「おじいちゃんたら、死ぬまで私達をからかって」と不平を言っていたが、見事だった。散歩、そんなつもりで出かけたのかもしれない。

◇　◇　◇

八十何歳かのとき病んだ。私が見舞うと、「どうも私の勘では今度は駄目らしい。今までお世話になり、自分としてはかなり活き活き生きたつもりだ、この辺で死んでも全生といえるでしょうな」と申しながら、起こしてくれと言う。起こすと、今までのお礼を述べ、「お別れにビールを一杯呈上したい」と。座っていることも困難な体でグーッと飲み干し、「旨い、これがお別れのビールにならなかったら儲けものですな」と。

その後一週、危篤に陥り、その苦しそうな息の中で私に、「あのビール、無駄ではなかったですね、自分のこととなると私の勘でも当たりますね。ハハハ」と。

あのビールの味、今もって新しい。

◇　◇　◇

女で一人いた。内藤さんの娘、六十八歳の時だった。

「おじいさん、若い男が欲しい」と言う。

おじいさんは吃驚して、「俺では間に合わないか」と言うと笑いだして、「そんなじいさん、役に立たない」と言う。

おじいさんはまた吃驚して、私の所へ飛んで来た。

訪ねると、「やっと来てくれた。死に水を取って貰おうと思ってね」と。

そして、「娘も孫も死に水を取ってやると約束して下さいね」と言う。その三時間後に死んだ、忽然と。

娘、その孫や曾孫はどんな死に方をするか、一寸楽しみだ。

また、野口師は、人間は自分以外の者の死に対して皆冷淡であることを知った、とも述べています。

泣いても悔やんでも、それは大抵は残された自分に対する涙であり、悔いであって、故人の為の涙というものは滅多にない。屍体に取りすがって、「残された私はどうしたらよいのか」と泣くN婦人の姿は哀れであったが、私にはその屍体の方がもっと哀れに見えたので、夫人に「ご主人の為に泣くならここで泣くが宜しいが、ご自分の為に泣くのだったら台所で泣きなさい」と申した。

泣いている前に屍体があれば劇的効果は大きいが、その涙は自分の生活の不便や、後始末の困難の為で、故人に対するものではないことは想像以上に多いことも確かである。それ程人間は自分のこと以外は判らず、自分以外の死には冷淡なのだ。

二十五三昧講の現代版

確かに、見事な死を遂げる人はいます。しかし世の中には、自らの力では自分の人生を終（しま）えない人もたくさんいます。否、そういう方が殆どです。周りから忌み嫌われ、やっと死んでくれたと周囲がほっと安堵するような死に方をする人もいます。

しかしこのような人ですら死の間際の看取りによって、魂が浄化されて、安らかに、感謝の言葉を残して、あの世へと旅立つことができるのです。私は、このことを母の死によって実感をもって理解することができました。

鎌倉時代に、高野山の麓で俗世を捨てた老人たちが、安らかな死を迎えられる相互補助システム「二十五三昧講」をつくりました。死にゆく人を残りの全員が手厚く介護し、枕元に阿弥陀像を置いた部屋で二十四時間誰かが常に付きっ切りで安らぎの言葉をかけ、死への恐怖や不安、現世での怨み、辛みを取り除いてあげた。死という現世での最後の総仕上げを皆で知恵を絞り、協力してあの世へと旅立たせたのです。

私が提唱する「二十五三昧講の現代版」は、高齢者の、高齢者による、高齢者のための看取りです。子供たちに面倒をかけることなく、現代医療の過剰介入を受けることなく安らかに、魂が浄化されて死んでいく看取りができる互助会システムです。

今のように若者に高齢者の介護を任せるのは無理があります。若者が年老いた者の気持ちは理解するには限界があるからです。年老いた者だと、明日は我が身と思えるからこそ、痒いところに手が届く介護ができるのです。

安らかな死を迎えるには、一日でも早く私が提唱する「二十五三昧講の現在版」を皆さんの手でつくることです。じっと待っているだけでは何も得られません。医療が変わるまでとか、国や自治体が何かやってくれるまで待つなどと悠長に構えていては何時まで経っても何も変わりません。

その気になって、やる気、本気をだして、高齢者の貴方が、動く。そして、隣の人を動かしてください。隣の人が動かないから諦めないでください。隣の人が動かなければ、その隣の人を動かしてください。それでも動かなければ、次々と動く人を多くしてください。

貴方の裡（うち）に動くものがあれば必ず外に現れ、現われたものは必ず動きを発します。動きが大きくなれば、やがて風が吹いてきます。

誰の裡にも風を起こす力はあるのです。

変えるのは貴方です。

貴方が変われば、この混迷した日本が変わるのです。

「二十五三昧講の現代版」には、まだその先があります。それは25人集まると、一人ぐらいは無償で世話をする余力ができます。その余力で、身近で生活に困っている独居老人や独り暮らしの高齢者の中から一人だけお金の不足に関係なく講の中に入れて面倒をみることです。

人生はいろいろです。勝ち組があれば、当然負け組もあります。負け組にも様々です。努力しても報われないことだって多々あります。本人の努力だけではどうしょうもないことだってあります。

人は、この世に苦労を味わうために生を受けているのではないでしょうか。それは、何かに気付くため、気付かせるため、と私は考えています。

そして最後は、魂を浄化してこの世を旅立っていきます。「飛ぶ鳥跡を濁さず」、悲しみや遺恨、怒りなどを残して旅立たせてはいけません。その最後の総仕上げのお手伝いをする、お手伝いをさせてもらうのが、私が提唱する「二十五三昧講の現代版」です。

第五章

実際に看取った死の風景

父の死（91歳）

平成15年8月、父は亡くなった。享年91歳。「死ぬことは少しも怖くない」と、生前の父はよく口にしていた。しかし、実際はそうではなかった。

90歳の冬、これまで病気らしい病気に罹ったことのなかった父が突然に脳血栓を患い、理路整然とした言動が一気におかしくなった。父にしてみれば、死への旅立ちへの準備や予定がすべて狂ってしまったに違いない。気のふれた状態になり、突然大声を張り上げたり、家から飛び出して雨の中を叫びながら走り出したりするようになった。

言動が余りにひどいと大分の実家で看病する姉から連絡があり、私が治療するからクリニックのある熊本に父を連れてくるように電話で指示する。しかし、父は首を縦には振らなかった。そこで姉たちは一計を案じ、別府の温泉に行くと父を騙してタクシーに乗せて大分から熊本へ連れてきた。

クリニックに着いた父は、鯖の腐ったような白濁した眼で理性のかけらもない様相を呈していた。健康なときの父を知っていたクリニックの職員たちはその姿を見て、唖然として一言も言葉を発せなかった。否、発せられなかった。それほどに異様であった。

終末期医療で大事なことは心と身体を乖離させないこと。そのためには、栄養を落とすことが大事になってくる。逆に、点滴などで栄養を過剰に補給してしまうと心と身体が乖離してしまう。心と身体が乖離すると精神や人格に異常をきたし、死に際に泣き叫んだり、聞くに堪えない汚い言葉や暴言を吐いたりする。あの人格者だった父が……母が……。生前の尊敬の念は消え失せ、後味の悪い印象が家族の心の中に強く刻み込まれてしまう。

私はこのことを熟知していたので、父には点滴で栄養を補給する治療はいっさいおこなわなかった。体の自然の要求に

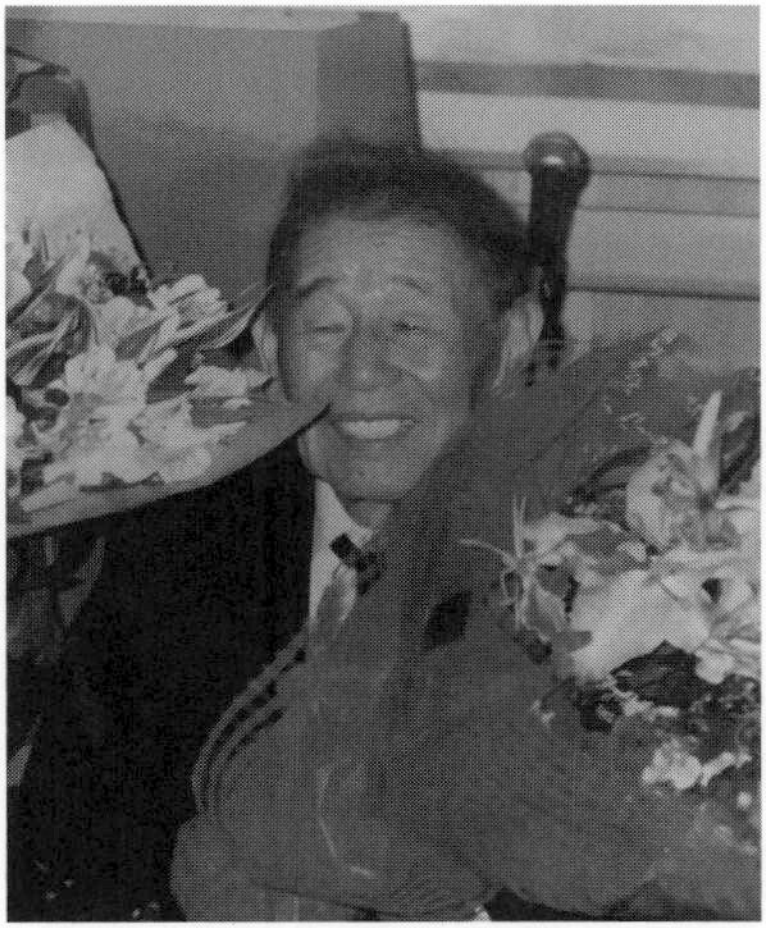

91歳の誕生日を祝う会で笑みを浮かべる父（死の1カ月前）

委ねた。確かに、父の体重は落ちていったが次第に意識レベルが改善されていった。鯖の腐ったような白濁した眼は次第に生気を取り戻し、異様な言動も消失していった。当然、私の治療が功を奏したのは言うまでもない。

介護と治療の最中に、父は91歳の誕生日を迎えた。父の91歳を祝って、7月末に熊本と地元の大分の二か所で誕生パーティーを開いた。熊本では30人以上の人たちが集まり盛大であった。

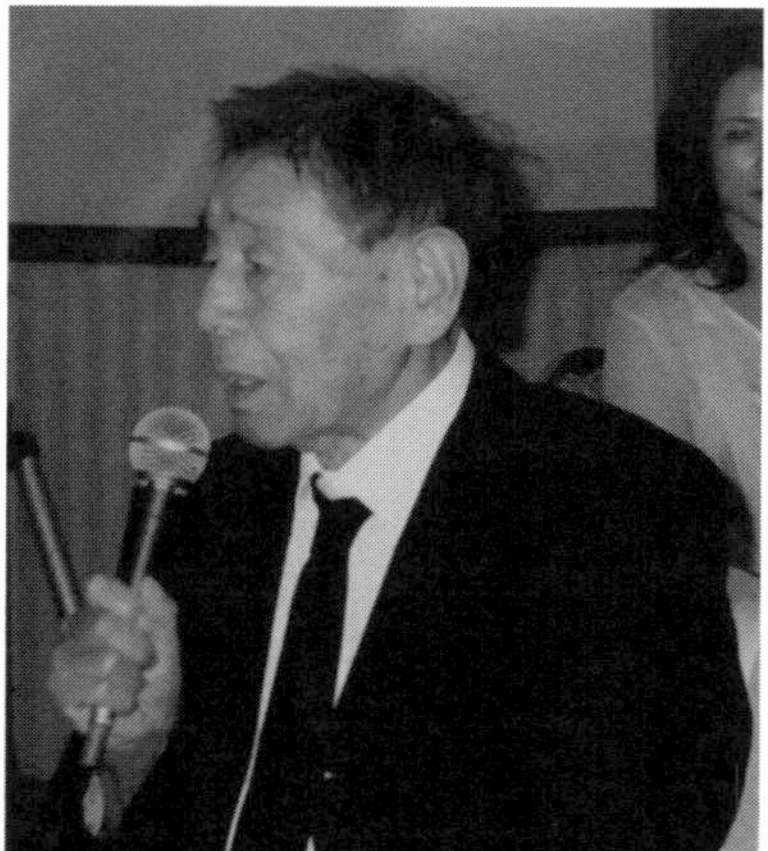

私には、故郷での「梅乃屋」という父の行きつけの割烹旅館での祝賀会が強く印象に残っている。父が人選した4名（お寺の住職、町長、昔の教職仲間、同級生）のうち一人（同級生）は私用で欠席したが、熊本から8名の合計11名が参加した。祝賀会まで多少時間があったので、熊本からの参加者と共に宇佐神宮を参拝した。

車いすを押しながら、長い石段では父を背負って私は父と親しく語り合った。父を背負い汗だくの私は冗談っぽく言った。

「親孝行も楽じゃないね」

こんな私の言葉に、父は間髪を入れずに小さな声ではあったがハッキリとした口調で切り返した。

「子育てはもっと大変だよ」

長年にわたって、親不孝の限りを尽くした私にはたいへん耳痛い父の言葉だった。

祝賀会では、父は気丈に振舞い、笑顔で故郷の親しい人たちとの旧交を楽しんだ。熊本から参列した女性たちは皆元気で、父の周りは常に笑い声が絶えなかった。故郷の親しき人たちとの最後の別れを胸に秘めて、父は背すじを真っすぐに伸ばし最後まで崩れることはなかった。

祝賀会も無事に終わり、車中で横になった父に尋ねた。「家に一度寄ってみる?」実家まで車で数分のところではあったが、父は首を横に振り家には近づこうとはしなかった。性根尽き果てたのか、熊本へ帰る車中で父はグッタリと身動き一つしなかった。否、できなかった。

熊本に帰ってから再び通常の生活に戻った。姉たちの看病と私の治療が続いた。そんな或る日、看病を続ける姉が父に尋ねた。

「何か思い残すことはないの?」

父は即座に言い切った。

「何もない!」

誕生パーティーが終わって数週間が過ぎた頃、近くのウナギ専門店で父は好物のウナ重を二人前ペロリとたいらげた。一緒にいた姉がびっくりする程の食欲であった。この世の名残に大好物のうな重を食べたのであろうか、その数日後には急に食欲がなくなり、体重が落ち、体力が一気に低下した。車に乗る気力も体力もなく寝たきりとなり、後は死を待つばかりとなった。死を直前にして、私は父に声をかけた。

「大分に帰る？」

父は小さく頷いた。父を実家に帰すには、死亡診断書の問題があった。脳血栓を罹ったときに往診してもらった豊田医院の豊田先生にその旨を電話で問い合わせた。豊田先生は快諾して下さった。これで全てが整った。後は、迫りくる死をただ待つだけとなった。


実家に帰ると、父は姉たちの手によって洗い晒しの浴衣に着替えさせられ、床に横たわった。安堵したのか、父の姿が一瞬大きく見え、安らかな表情に一変した。

死を迎えるに当たっての最後の注意点を姉たちに指示した後、私は父の耳元で小さく囁いた。

「明日は仕事だから今から熊本に帰る。今日が最後になると思う。今度、実家に帰るときは葬式のときになるよ」

翌日、看病する姉から電話がかかってきた。
「呼吸がおかしい。呼吸が荒くなってきた。
どうしたらいいの？」
「静かに見守るだけでよい。
下顎で呼吸するようになったらすぐに連絡するように」
しばらくしてから、姉から再び電話がかかってきた。
「顎で息をするようになり、今にも呼吸が止まりそう……」
父の耳元に電話をもっていくように、私は電話口の姉に頼んだ。

「お父さん
ありがとう！　ありがとう！　ありがとう！」
息も絶え耐えの父に向って、私は感謝の気持ちを涙ながらに連呼した。電話口から姉たちの嗚咽する声が伝わり聞こえてきた。

葬式は日曜日であった。土曜日まで仕事を一日も休むことなく続けて、日曜日の朝早く大分の実家へ熊本から車で向かった。私が仕事を休まなくてすむように葬式が日曜日なるように死んでいった父（母も同様である）。最後の最後まで計算づくに死んでいった父。

父の葬式にて、私は喪主として参列者の方々に挨拶をした。涙で言葉に詰まりながらも亡き父への熱い思いを述べた。

「父は、本当は脳血栓で倒れたときに死んでいたに違いない。親不孝ばかりで、何も親孝行らしきこともしていないのに何故死んだ、と父の墓前で私が余りに泣くものだから、三途の川の手前の父は当惑したに違いない。

このままでは安心してあの世にもいけない。

そう思った父は、バカ息子のために親孝行の真似事でもさせてやろう、と最後の力を振り絞り、私に親孝行の真似事をさせるために1年間程生き抜いてくれた。

そんな父を心から尊敬している。父から受け継いだもののひとつに優しさがある。

この優しさを、私は多くの人達に注いでいきたい。強いては全世界に」

父の91歳の誕生会に出席した町長は他を憚ることなく嗚咽していた。どこからともなくやって来た葬式の写真を生業にしている男性が近づいてきて、私の耳元でつぶやいた。

「初めて、こんな素晴らしい弔辞を聞きました。

本当に、話が上手ですね」

父亡き後、残された母の介護は実にたいへんであった。父の重しが取れると、母の地が表に露になってきた。これまでため込んでいた諸々が噴き出て、私や姉たちはその身の回りの世話に振り回され、右往左往した。

母の死（92歳）

平成28年3月、父が亡くなって13年後に母が亡くなった。享年92歳。母の死によって、どのように最後を看取るのか、看取りの重要性をこの身をもって体験することができた。

しかし、その身の回りの世話は困難を極めた。母は業が深く、他への思いやりの欠ける性格であり、子としてはそう自慢のできる母親ではなかったように思う。また、私も未熟であった。3人の姉たちが入れ替わり母の世話をしていたが、母が元気なころはよくケンカをした。互いに口汚くののしり合った。

死の3年ほど前から、互いの距離をうまくを保つことができるようになり、互いに激しく衝突することもなくなってきた。近くの中華レストランやホテルのバイキングには足繁く通った。母の90歳の卒寿のお祝いは、子や孫たちが集まりホテルの中華料理店でおこなった。また、母が大好きな映画俳優・里見浩太朗の歌謡ショーや大相撲の九州場所では砂かぶり席で観戦もした。

「住んでた田舎で、こんな素晴らしい想いをした者は誰もいない。私は幸せ者だ。ありがとう」

死の2か月ほど前から、母は自力歩行ができなくなり、車いすの世話になるようになった。車いすで近くの中華レストランで食事をしても、口にするのはスープとケーキ類が少しだけだが、私や孫に囲まれて食事をするのが嬉しくて、「ありがとう」をよく口にするようになる。

ベッドに寝たきりになったのは死の10日前。私がベッド横で声をかけると目を開けて微笑むが、声を出すことはなかった。最後は、マンションの一室で子や孫に囲まれて何ら苦しむことなく安らかに息をひきとった。死亡診断書には私の手で老衰と書いた。

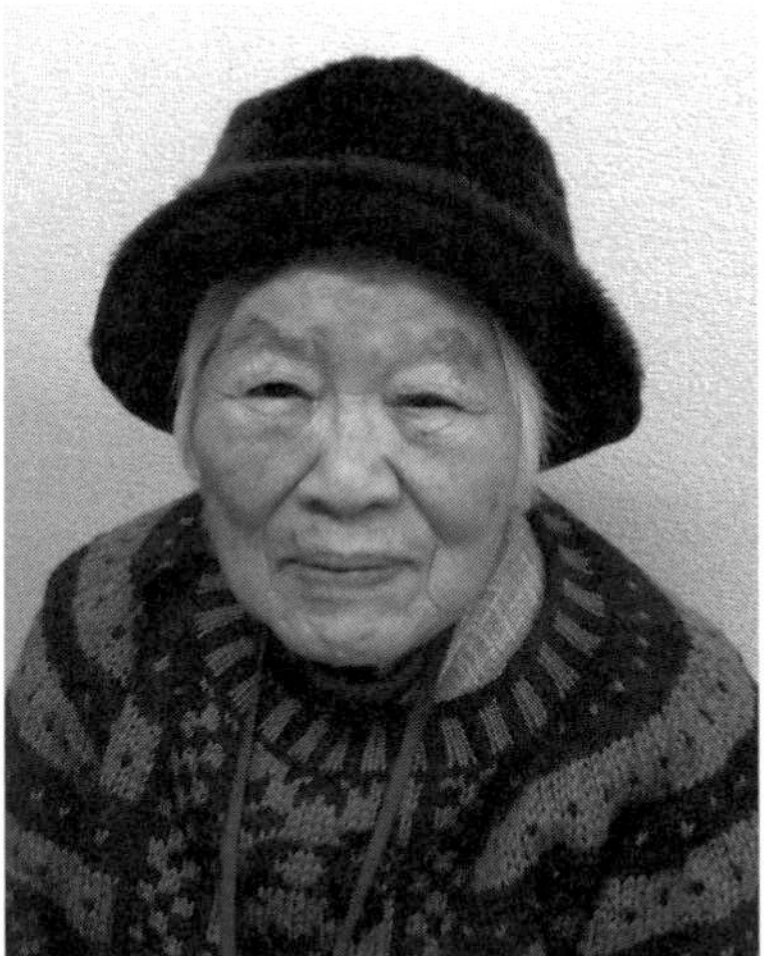
90歳の母

その死に顔は、まるで童女、聖女のように綺麗であった。そんな母の死に顔を見た姉の一人が思わず叫んだ。

「あのおばあちゃんが……こんな綺麗な顔で死ぬなんて！

たいさん（私のこと）、お願い！

私が死ぬときも、おばあちゃんのときと同じようにしてね！」

母の看取りで、人間は死の間際にこそ最高の魂の浄化がなされることを真に理解することができた。身をもって体験することができた。最後を看取った私や姉たちには、生前の母の嫌な想い出は一切無くなり、見事に死んでいった母の良い想い出しか残っていない。

確かに、父は人格者らしい見事な死であったが、母の死は私に実に多くのことを学ばせてくれた。苦労や嫌なことは多々あったが、それはまた、私に看取りの神髄を理解させるため、未熟な私に多くのことを気付かせるための母の愛情・思いやりではなかったか……。今では、母は死して三角家の守護霊になり、三角家の生末（子孫）を見守ってくれていると真剣に思っている。

終わり良ければ、すべて良し。

このことを、母の死で身をもって実感した。ということは逆に、病院で医療の過剰介入によって苦しみながら死んでいった人たち、苦しみの余りに肉親の悪口を口走って死んでいった人たちの残された遺族の思いは、如何に？　と思わずにはいられない。

人の一生には運、不運は付き物であり、自分の思い通りにはなかなかいくものではない。人生の成功者もいれば、失敗者も当然います。また、性格だってひねくれ、曲がった人もいます。誰しもが聖人君子になれるものではありません。まさに、人生いろいろです。

しかし、死は間違いなく誰にでも平等にやってきます。未だかって死を免れた人間は歴史上誰一人としていません。

死を前にして、貧富の差や社会的地位、性格の善し悪しはない。死を前にすれば皆、平等です。だからこそ、死の間際の看取りがとても大事になってくるのです。

認知症の男性（82歳）の死

5年前に、高血圧、パーキンソン病、認知症で来院。某病院から処方された7剤の薬を服用していました。降圧剤は3剤で、血圧は上が120～130、下は70～80でした。少し血圧を下げ過ぎていると感じたので、降圧剤の服用量を2ヶ月後に半分にしました。さらに半年後には、これまで飲んでいた7剤の薬をすべて中止し、当院からの漢方薬と1剤の降圧剤だけにしました。血圧は上が160前後、下が90前後、高いときには上の血圧が190、下の血圧が100を超えることもたまにありますが、過剰に血圧を下げずに身体を漢方薬と鍼治療で整えることを優先しました。

認知症は次第に進行してゆき、家族（娘さんと妻）との意思疎通はあまりとれなくなりました。しかし、性格が温厚なので家族の手を必要以上に煩わすことなく、比較的穏やかに過ごしています。ときおり、自宅の室内での夜間徘徊が見られるようになる。一度だけ、外への夜間徘徊があり大騒動したそうです。2年ほど前から、週に3

回通所介護（デイサービス）に通う。

平成30年の春過ぎころから体重が徐々に落ちてきました。それまで顕著だった頸椎2番の歪みが小さくなってきていることから、身体はゆっくりと死に向かっていると感じたので、心の安らぎ、癒し目的に島倉千代子さんの「からたちの小径」を使って治療することにしました。（死に近づくと、身体の歪みは次第になくなってきます。ただし、自然に老化が進んでいった場合に限りますが……）

「からたちの小径」を「ツボ」に通電する治療を開始してからも血圧は依然と上が160前後、下が90前後で推移しています。意思疎通の方は少し改善し、夜中に起きて部屋中をウロウロしているときに、言って聞かせると、「分かりました」と言って自分の部屋に戻るようになってきました。また、意識がシャープになったときには、「お父さんは頭が少しおかしくなった」と言うこともあるそうです。

食事は放っておくと食べないが、食べるように促すといくらでも食べる。緊急を要するような病気（高熱、腹痛、下痢、血圧の急上昇、心臓発作、脳溢血など）をすることなく平穏に過ごしています。

一方、介護施設や老人ホームなどに入所している高齢者が、肺炎、高熱、急激な血圧の上昇などによって病院に搬送されることがあります。入院すると、病院から家族が呼び出されて病院での世話にたいへんな労力と時間を要します。老老介護だとその心労もひとしおです。入院が長期にわたると、また新しい介護施設や老人ホームを家族の手で探さなければならなくなります。どんどんと悪循環に陥って、介護・世話をする者は身も心もクタクタに疲れ果ててしまいます。

私のクリニックに通院している患者さんに、夫をサービス付き高齢者住宅に入居させている70代の女性の方がいます。経費は月に16万円ほどかかるそうですが、夫が肺炎などで高熱を出してよく施設からお呼びがかかります。その都度、受け入れてくれる病院を探し、病院での世話を一人でおこなっています。施設はすべてを家族に押し付け、何ら手助けをしてくれないとたいへん怒っています。また、県や市、国は、このような高齢者の現状をどのように考えているのであろうか？　何ら有効的な政策がとられていないと、とても憤慨しています。

私も同じ意見です。私の母が寝たきりになったときに、訪問介護サービスを受けるためにホームヘルパーさんを一人頼んだことがあります。その介護内容は痒いところに手が届くには程遠く、申し訳程度に食事をつくり、掃除をするばかりで、その大半は台所にあるテーブルの上で書類を書いていました。このようなものに、国は多額の金を費やしているのか、何のための介護保険だ、と随分と憤慨したものです。これもまた、官僚制の弊害なのでしょう。

高齢者によく見受けられるこのような悪循環に陥らないために、私が心がけていることの一つに服用している薬を減らすことがあります。4剤以上の薬を飲んでいると、薬の相互作用で体はいろんな変調をきたし、効果よりもデメリットのほうが大きくなります。それ故、高齢者とくに80歳過ぎの高齢者の治療では薬を3剤以下に減らすことはたいへん大事なことです。弱った免疫力や体力などは、ある程度は漢方薬と鍼治療などで整えることができます。

医療先進国と言われるアメリカやドイツでは、「4剤以上の薬を飲まされている患者は、医学の知識が及ばない危険な状態にある」と多くの医師は認識しています。アメリカでは年間に10万人以上が薬の副作用で死亡していて、２００万人以上が薬の副作用で体調を崩して入院していたというデータがあります。

平成30年の夏の猛暑は何とか乗り越しましたが、11月にはいってから更に体重が減少してきました。余りに痩せてきたので、デイサービスの介護士さんから病院で点滴を受けるように強く指示されましたが、私はそのような必要はないと介護する娘さんにアドバイスしました。安らかな死を迎えるには、本人の自然の食欲に委ねるべきです。過剰な栄養補給は、かえって余計な病気の引き金になりかねません。

介護施設や老人ホームなどで食欲のない、自力で食べられない高齢者に、介護士さんの手でスプーンを使って食べさせている光景をよく見かけますが、一見親切な行為のように見えますが私は残酷だと思います。あげくが、嚥下性肺炎などを引き起こします。日本の老人介護施設や老人ホームも、欧米のホスピスのように入所者の食欲がなくなった時点で医師から牧師へバトンタッチするのを見習うべきです。このような仕組みを新しくつくる必要があると痛感します。

介護する娘さんに聞いてみると、介護で一番困っていたのが頑固な便秘だそうです。一週間は平気で排便がないとのこと。漢方薬では今一つ効果がなく、週に一度は浣腸するようですが、それでも排便がないことがあります。その時には、強い下剤を肛門科の専門医から処方してもらっています。

しかし、飲ませると強い腹痛を訴えて、何度もトイレに駆け込んでトイレの中からなかなか出られないのがかわいそう、と。鍼治療もうまくいかずに困った状況が続いていましたが、私がお腹に溜まった電磁波を抜く治療ができるようになってから排便がたいへんスムーズになってきました。治療の翌日にはオムツからはみ出るほどの大量の排便があり、「介護がたいへん楽になりました。本当にありがとうございます」と、介護する娘さんからたいへん感謝されました。

寒さが身に染みる12月になると、さらに体重が落ち、食欲も落ちてきた。家の中では寝てる時間が長くなり、デイケアに行っても殆ど寝ているとのこと。

平成最後の年が明けた1月には、娘さんに脇を抱えられながら自力でクリニックにまでヨロヨロしながらも何とか歩いて来る。しかし徐々に体力が落ちていき5月末に、発熱でついに歩けなくなり自宅で寝たきりになる。

自宅に往診に行くと、ベッドの上で眼を閉じたまま静かに寝ていた。私が呼びかけても言葉を発することはなく、微かに眼を開けるがすぐに閉じてしまう。手を握っても殆ど反応はない。体温は37．２度、血圧は上が１８０、下が98、食欲はなく、食べるものはお粥や魚の身をほぐしたもの、フルーツ、野菜ジュースなど。食べる量は小皿一杯ほど、食べている途中で寝てしまう。発熱に対して、浣腸の指示と漢方薬の「小柴胡湯」を処方する。

このまま寝たきりになり後は死を待つだけと思っていましたが、翌週には熱も下がり、近所の女性に手伝ってもらって娘さんと二人がかりで両脇を抱きかかえられてクリニックに通って来た。これには、さすがに私はたいへん驚きました。

早速、お腹の電磁波治療をおこなう。翌日には、私に指示された浣腸をしても水状のものしか出てこなかったのに、こんなにも出るのかと驚くほどの大量の排便がありました。

翌週、意外と元気よく来院。大量の排便があったせいか心もち表情も明るかった。血圧は上が170、下が88。次の週もまた、娘さんに支えられて来院。前回の電磁波治療の後、初めて一週間で驚くほどの大量の排便が2回あったとのこと。

そのためか、父親は世俗の穢れが一気に抜けてしまったかのようにスッキリと爽やかな表情になった。飛ぶ鳥跡を濁さず、とはこういうことを言うのか……。そう言えば、この患者さんには老臭がまったくない。だいたい、高齢者には特有の臭みがある

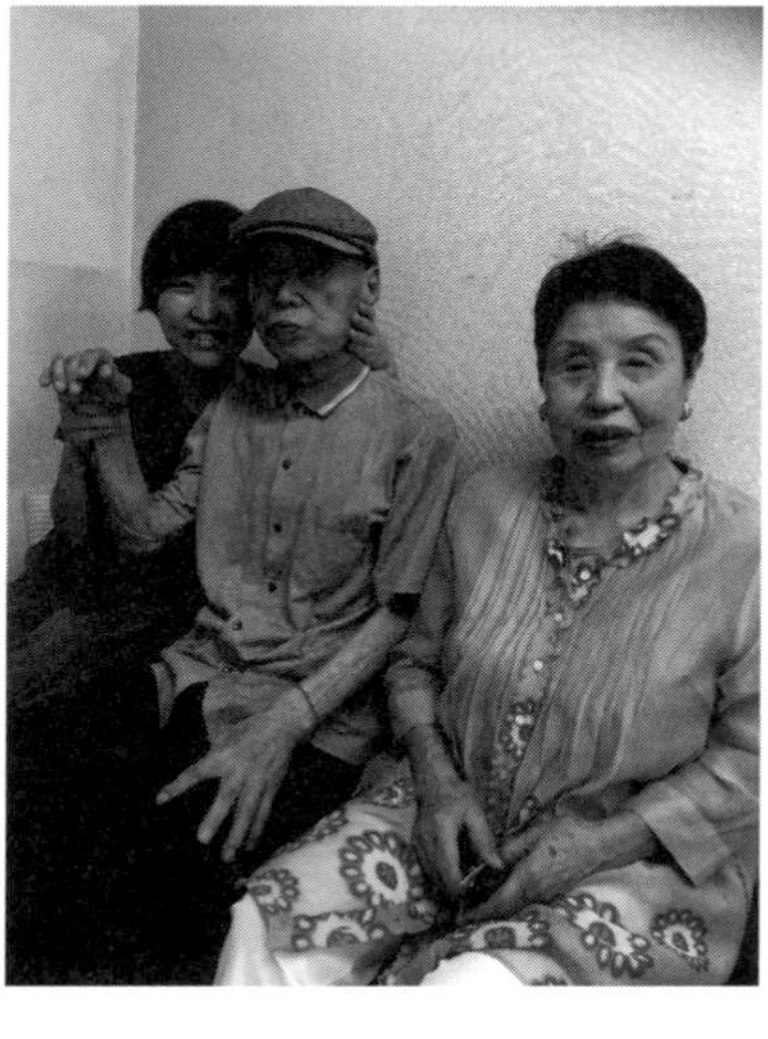

のだが……。

帰宅してからはトイレに行くとき以外は殆ど寝てばかり、たまに起きて食事を口にするが、一口、二口食べるとすぐに眠りこけてしまうとのこと。7月に入ると、それまで頻回にあった部屋の中での夜間徘徊がなくなり、寝てばかりになる。

9月に入ってからは車イスで来院するようになる。

11月下旬になると、クリニックへの通院が困難になるほどに衰弱してきたので、通院が無理そうならば往診にいきますよ、と娘さんに伝える。12月になるとデイケアに通うのも困難となり、自宅での訪問介護になる。食欲はまったくなくなり、水を少し口に含む程度に。

そして、12月中旬に高熱とともに大量の汗をかいてこの世の最後の垢を落として、翌日の深夜に自宅で家族に見守られながら静かに息を引き取る。とても安らかな死に顔でした。死亡診断書には、老衰と書きました。

ちょっと不思議な出来事が……

それは、亡くなる前日のことです。午後9時過ぎに私がテレビを観ていると、急にこれまで嗅いだことのない芳香な薫りがした。ほんの一瞬だったが……。あれ、何？

この薫りは……？　不思議に思っていると、そのおよそ5時間後に息を引きとったという知らせを受けました。別れの挨拶に来たのかも……

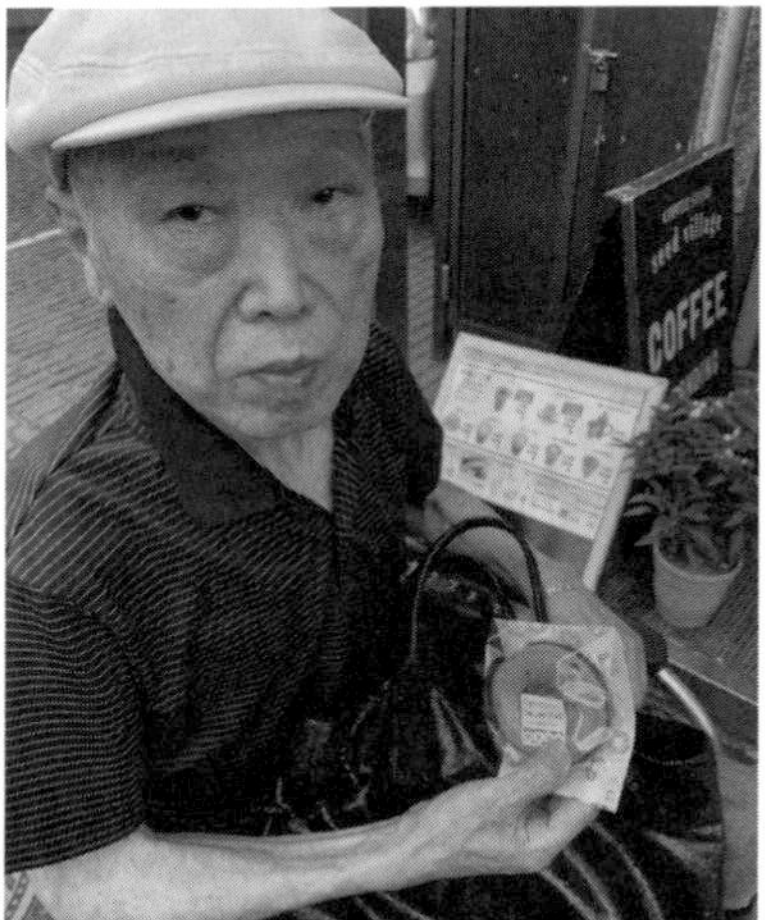

「親孝行したいときに、親はなし」という言葉があります。親が亡くなった後に、もっと親孝行しておけばよかったと思ってももう親はいません。後悔ばかりが残ってしまいます。私の場合では、もし父親が脳血栓で倒れたときに亡くなっていたら私は父の墓前で慟哭したに違いありません。しかし父は、バカ息子の私のために親孝行の

真似事ができるまで生き抜いてくれました。そしてその死によって、私の眼を醒ましてくれたのです。

当ケースでは、生前に父親は「ありがとう」と娘さんの手厚い介護にとても感謝していました。

（娘さんのコメント）

令和元年12月19日、大好きな父　敏明は、自宅で眠るように安らかに旅立ちました。

思えば、この3年、父の介護が始まりましてからの歳月は、娘である私にとって、学び多き、楽しき日々でありました。みかどクリニックの三角院長先生はじめ、たくさんの方々に支えられ、励まされながら、母と二人「父の希望どおりに、自宅で看取る」ことを叶えられたのは、我が家の家族史の最高の想い出となりました。

人は、どのように老い、どのように枯れてゆくのか？

父は人生の終焉を、いかに幸せなまま迎えられるのか？

日々、手さぐりではありましたが、ひとつひとつ、答えを見つけながら、父の命と向き合うことが日課となっていきました。

この3年間で、私が父の介護生活から得た一番の気付きは、「親というものは、自分の人生の最後の最後までを使い切り、子供を成長させてくれるのだ」ということでした。このことは、私の今後の人生において、何にも替え難い支えとなることでしょう。正に、父からの最後の素晴らしいプレゼントでありました。

人は、皆、必ず老います。

「いかに生き、いかに死ぬか」の究極のテーマから、「いかに死ぬか」を抜きに、良き人生の終わりは語れないのだ、と知りました。

私は、父の死を通して、この「いかに死ぬか」という課題と向き合わされ、答えを得ることができました。

最後の日、「パパ、ありがとう。本当にありがとう」と、声をかけた時、眠ったまま父が、ひと筋の涙を流しました。その一時間後、父は命の灯を消しました。

この道を選んで良かった、本当に良かった。この道を進むにあたり、絶大なサポートとアドバイス、そして、真心からの治療を施して下さった三角先生には感謝しかありません。医療のサポートがあることの心強さとありがたさは、言葉には尽くせません。

また、福祉の皆さんからも可愛がって頂いた父は、幸せであったと思います。

「日々、ただ生きる。ただただ命をまっとうする。目的は、〝次の日の朝を迎えること〟」

父の最後の三か月から、「ひたすらに生きること」の尊さを知りました。この時を、側で見させてもらえたこと、感謝しています。

パパ、ありがとうございました。

男性（91歳）のケース　高齢者介護の難しさ

今から8年前に、両膝関節痛や高血圧、前立腺肥大症、脂質異常症等で通院していた患者（男性）さんです。長年にわたって遠方から夫婦二人で定期的に当院に通院していましたが、令和2年2月を最後にパッタリと来なくなりました。ところが最近、9カ月ぶりに娘さんに脇を抱えられながら受診してきました。

付き添ってきた娘さんによると、2年ほど前から畑仕事をしなくなり、昨年の10月ころより歩行困難になってきた。また、最近ではよく転倒するとのこと。血圧は上が180、下が92、脈拍は76でした。物忘れがひどくなったと言うが、意識はしっかりしている。91歳という加齢からくる症状と判断し、二種類の漢方薬だけの処方にとどめました。

どこの病院にも通院していないので、介護保険意見書を書いて欲しいと頼まれる。この患者さんは人相が大変よく、その容貌から人生を誠実に生き、仕事を一生懸命やってきたことを窺い知ることできるので快諾しました。車で1時間以上かかるが、自宅への往診も引き受けました。

それは、91年も誠実に生きてきたのに、人生の最後で現代医療によって安らかな最期を踏みにじられるようなことはさせたくなかったからです。何もそこまでしなくても……と私自身は思わない訳ではありませんでしたが、この患者さんの風貌が私を突き動かしました。

年末に近かったので、もし遠方に旅行中に亡くなったら死亡診断書を書けなくなるから、これで正月休みは旅行できないか……まあ、仕方ない。これも何かの縁だろう、と自分を納得させました。娘さんにはリビングウィルの書類を手渡し、本人に著名させるように指示しました。

しかし、そのわずか12日過ぎに某病院より私のクリニックに電話連絡がありました。外出中に転倒して後頭部を強打して救急車で運ばれてきた、と。検査の結果、外傷性クモ膜下出血と診断され入院となる。

野口整体では、頭の打撲で一番危険な部位は**後頭部の真ん中**、ここを強打してしまうと即死すると言われています。それから次に危険な部位が、後頭部の**左側**。この処を強打すると4日ないし1週間で死ぬ。そして後頭部の**右側**を強打すると、子供では身体の成長が止まってしまう、と言われています。たとえ死まで至らなくても、頭部の打撲による影響はとても大きいものがあります。
このことを知っていた私はとても心配しました。しかし、その後の経過は順調で入院して7日後にはリハビリのできる病院へ転院となりました。入院が長引くことも予想されるので、介護保険意見書は近医の医師に書いてもらうように娘さんに言いました。何かと、その方が家族にとって便利だと思ったからです。

高齢者は転倒したり、よく体調を崩します。そのときに、自宅で様子を見てよいのか、病院での治療が必要なのかを判断するのはたいへん難しい。知り合いに医師がいれば相談することもできますが……。ここに、自宅で高齢者を介護する難しさがあります。看取る側の強固な意志と医師の積極的なサポートがないと、年老いた親を自宅で介護し、最後を安らかに看取るのはたいへん難しいと思います。

おわりに

死の間際に、魂が浄化される瞬間が訪れる。

このことを、私は母の死で実感をもって体験することができました。しかし、これには条件があります。それは、周りの者たちが死にゆく人の魂が浄化できるような環境を整えてあげるということです。

生前、どのような悪態をつこうが、身勝手で周りに迷惑をかけようが、周りから忌み嫌われようが、体力がなくなり意識が朦朧となってくると、魂の浄化の準備が始まります。この時まで、介護する者はじっと耐えることです。血が濃い分、お互いに激しく怒りをぶつけることも多々あるでしょう。

しかし、必ずその瞬間が訪れてきます。それまで、理性でただただ黙々と辛抱強く待つのです。この努力は必ず報われます。魂が浄化して旅立つと、今までの嫌な諸々全てが吹っ飛びます。魂が浄化した神々しさの感動だけが残ります。

魂などと言うと、何をうさん臭いこと言う奴だと思う医師が殆どだと思いますが、看取りの現場・終末期医療では魂という概念を受け入れた方が患者さんは安らかな死を迎えられる、と私は断言できます。一秒でも一分でも生かすことが医者の責務だという考え方は、看取りの現場では通用しません。死生観のない医療はむしろ暴力に近いことを知るべきです。

欧米の医師たちから、「日本のドクターは死にゆく人間を太らせる」と揶揄されているのを、日本の医師たちは果たして知っているのであろうか？

人間の死は医学だけではなく、宗教、哲学、文化などが関わる必要があります。死の領域に医療だけが深く入り込むことはたいへん危険です。今の日本の終末期医療・看取りの現場の悲惨さを見れば明らかなことです。

動物は命を懸けて子孫を守るが、人間はさらに命を懸けて魂の尊厳を守ってきた。かのダライ・ラマ十四世は、現代教育には愛を育むことが欠如しており、世界的課題であると述べています。魂の尊厳や　愛を終末期医療にどのように取り入れていけばよいのか、当然、医療現場だけでは為しえないと思います。

私は、母親たちに期待したい。歴史の節目節目を変えてきたのは、子を産み育ててきた母親たちです。ロシア革命然り。インド独立の父マハトマ・ガンジーは、母なる大地になりきり、その身を非暴力を通してインドの独立に捧げました。

アメリカのごく普通の母親（ゼン・ハニーカット）は、ある日ふっと思った。

「自分はアレルギーなどまったくない健康体なのに、なぜ子供たちは様々な症状に苦しんでいるのだろうか？

長男はアレルギー体質で、一度はピーカンナッツを食べてアレルギー発作で危うく死にかけ、次男は自閉症。アレルギーの遺伝はないはずなのに、一体なんで子供たちはこうなったんだろう？」

この疑問がキッカケとなって、彼女は子供たちが食べている食品について調べ始めました。そして、アメリカの80％、加工食品の85％に遺伝子組み換え原料が含まれていることを知ったのです。更に農薬についても調べてみた。小麦の収穫時や抗菌剤などによく使われている「グリホサート」。ＥＰＡ（米国環境保護庁）のデータでは、腸内の善玉菌を殺し、食べたものの栄養を体に取り込めなくする。動物実験では発がん性も指摘されている。

わずかな疑問が確信に変わった。そして、彼女は、全米各地の母親たちが遺伝子組み換え食品を拒否する運動「マムズ・アクロス・アメリカ（Moms Across America）」を立ち上げました。今現在、スカイプとユーチューブで世界中に発信を続けています。

子供を思う母親の気持ちは、男のように利害損得では動かない。操作された情報に惑わされない。そして、その調査能力は世界の諜報機関（ＣＩＡ、ＦＢＩなど）にも匹敵するほどです。

わが国では、平凡な主婦の素朴な疑問から引き起こされた歴史的な事件に大正時代に起きた米騒動があります。それは、富山県の小さな漁村の十数人の主婦たちが米屋に押しかけ、安売りを要求したのが事の始まりです。この小さな火の手は瞬く間に全国へ飛び火しました。そして、当時の内閣が総辞職にまで追い込まれました。その発端は、なぜ毎日汗水垂らして真面目に働いているのにお米が買えないの？　という平凡な主婦の素朴な疑問から始まりました。

人の死をどのように捉え、看取るかに、日本の未来がかかっている、と言ったら言い過ぎでしょうか。私は、看取りの現場が変わると明るい、希望のある新しい日本をつくる起爆剤になる、と確信しています。

参考文献

「逝きし世の面影」渡辺京二（平凡社）
「末期ガンは手をつくしてはいけない」金重哲三（中経出版）
「回想の野口晴哉朴歯の下駄」野口昭子（全生社）
「「平穏死」10の条件」長尾和宏（ブックマン社）
「孤独死のリアル」結城康博（講談社）
「『平穏死』のすすめ」石飛幸三（講談社）
「大往生したけりゃ医療とかかわるな――自然死のすすめ」中村仁一（幻冬舎新書）
「生物と無生物のあいだ」福岡伸一（講談社現代新書）
「エピジェネティクス操られる遺伝子」リチャード・C・フランシス（ダイヤモンド社）
「世界は分けてもわからない」福岡伸一（講談社現代新書）
「医者よ、老人を殺すな」和田秀樹（KKロングセラーズ）

「欧米に寝たきり老人はいない」宮本顕二宮本礼子（中央公論新社）
「母子の絆を強くする心音セラピー」三角大慈（KKロングセラーズ）
「碧巌ところどころ」野口晴哉（全生社）
「偶感集」野口晴哉（全生社）
「風声明語」野口晴哉（全生社
「医と生命（いのち）のいしずえ」日野原重明（同文書院）
「天災と国防」寺田寅彦（講談社学術文庫）
「日本人の自然観」寺田寅彦（オンデマンド）
「宇宙を超える地球人の使命と可能性」木内鶴彦（KKロングセラーズ）
「最高の死に方と最悪の死に方」近藤誠（宝島社）
「深淵の色は　佐川幸義伝」津本陽（実業之日本社）

著者紹介

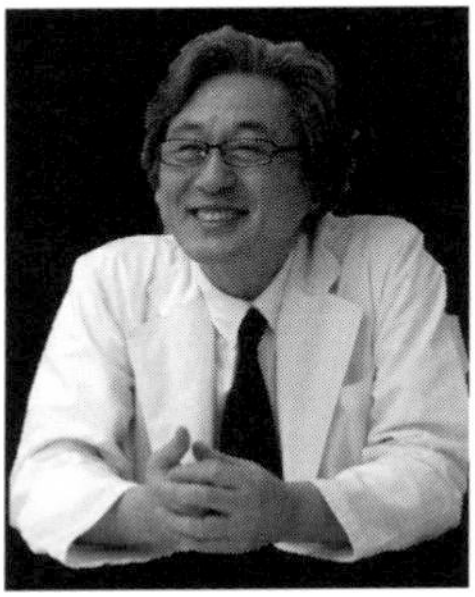

三角大慈（みすみたいじ）山口大学医学部卒。学生時代より生命不在の現代医学に矛盾を感じ、真の医療の樹立を目指す。1981年に「天然医学」主宰。40年の歳月をかけて音による癒し・NAM治療を確立、2007年に心音装置［mama beartone 932］を開発。現在、福岡にて「みかどクリニック」を開設。著書に「母子の絆を強くする心音セラピー」（KKロングセラーズ）、「鍼灸医学を素問する」（22世紀アートKindle版）「音と経穴で開く治癒のゲート」（ヒカルランド）「脳と古事記17神」（ヒカルランド）その他多数。

こんなに苦しまないと、人って死ねないの

２０２１年２月15日　初版第１刷発行

著　者　三角　大慈

発行元　医学舎
東京都豊島区千早３－34－５
ＴＥＬ＆ＦＡＸ０３－３９７２－８８８４

発売元　星雲社（共同出版社・流通責任出版社）
郵便番号１１２－０００２
東京都文京区水道１－３－30
ＴＥＬ０３－３８６８－３２７５
ＦＡＸ０３－３８６８－６５８８

印刷
製本所　モリモト印刷

ISBN 978-4-434-28692-6
定価はカバーに表示してあります